Kohlhammer

Behandlungspfade für die ambulante Integrierte Versorgung von psychisch erkrankten Menschen
Evidenzbasiert – leitlinienorientiert – sektorenübergreifend – interdisziplinär
Herausgegeben von Wulf Rössler und Jörn Moock

Übersicht über die Bände:

- Dorothea Büchtemann, Denise Kästner, Christian Koch, Kirsten Kopke, Jeanett Radisch, Wolfram Kawohl, Jörn Moock, Wulf Rössler:
  Mittelschwere und schwere unipolare Depression
  ISBN: 978-3-17-024846-5

- Denise Kästner, Dorothea Büchtemann, Steffi Giersberg, Christian Koch, Anke Bramesfeld, Jörn Moock, Wolfram Kawohl, Wulf Rössler:
  Bipolare Störungen
  ISBN: 978-3-17-024826-7

- Jeanett Radisch, Johanna Baumgardt, Elina Touil, Jörn Moock, Wolfram Kawohl, Wulf Rössler:
  Demenz
  ISBN: 978-3-17-024830-4

- Jeanett Radisch, Katja Kleine-Budde, Johanna Baumgardt, Jörn Moock, Wolfram Kawohl, Wulf Rössler:
  Schizophrenie
  ISBN: 978-3-17-026076-4

Dorothea Büchtemann, Denise Kästner,
Christian Koch, Kirsten Kopke, Jeanett Radisch,
Wolfram Kawohl, Jörn Moock, Wulf Rössler

Mittelschwere und schwere unipolare Depression

Verlag W. Kohlhammer

Finanzierung: Innovations-Inkubator der Leuphana Universität Lüneburg aus Mitteln des Landes Niedersachsen und der Europäischen Union

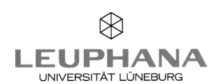

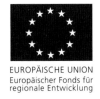

EUROPÄISCHE UNION
Europäischer Fonds für
regionale Entwicklung

1. Auflage 2015

Alle Rechte vorbehalten
© W. Kohlhammer GmbH, Stuttgart
Gesamtherstellung: W. Kohlhammer GmbH, Stuttgart

Print:
ISBN 978-3-17-024846-5

E-Book-Formate:
pdf: ISBN 978-3-17-024847-2
epub: ISBN 978-3-17-024848-9
mobi: ISBN 978-3-17-024849-6

Danksagung

Wir möchten uns bei allen herzlich bedanken, die durch das Bereitstellen ihres Wissens und ihrer Erfahrung zur Erstellung des Behandlungspfads beigetragen haben. Insbesondere danken wir Winfried Reichwaldt für seine Vorarbeiten.

Ebenso danken wir den Teilnehmern der Konsentierungsrunden (Mai bis August 2011) für ihre Anmerkungen und den Input: Meike Ahting, Kin-Arno Bohr, Jochen Gensichen, Martin Härter, Alfred Karsten, Christine Klünder, Ralph Lübbe, Norbert Mayer-Amberger, Angela Schürmann, Frauke Trombach.

Inhaltsverzeichnis

Zusatzmaterial[1]

Alle Algorithmen aus Kapitel 4.2 können auch als Pdf-Dateien kostenfrei im Internet heruntergeladen werden:

http://downloads.kohlhammer.de/?isbn=978-3-17-024846-5 (Passwort: zlqgyjxs)

---

1 Einleitung

Im Folgenden soll ein Behandlungspfad für die ambulante, psychiatrisch fachärztliche Versorgung von Menschen mit mittelschweren bis schweren depressiven Erkrankungen vorgelegt werden. Die Empfehlungen dieses Behandlungspfads sollen für die Mehrheit der Patienten mit der entsprechenden Diagnose in der psychiatrisch geleiteten Versorgung anwendbar sein. Es obliegt aber dem behandelnden Arzt und/oder Therapeuten die im Behandlungspfad beschriebenen idealisierten Abläufe den individuellen Bedürfnissen und Notwendigkeiten des Einzelfalls anzupassen. Dieser Behandlungspfad fokussiert auf die Behandlung in der psychiatrischen Facharztpraxis. Zwar befinden sich depressiv kranke Patienten auch in hausärztlicher Behandlung, ein Behandlungspfad, der auf die hausärztliche Versorgung fokussiert, wiche aber in einigen Modulen von dem hier vorgestellten ab. Auch Patienten mit leichter Depression werden in dem vorgelegten Behandlungspfad nicht berücksichtigt, da sie einer weniger intensiven Versorgung bedürfen.

Klinische Behandlungspfade »beschreiben den idealen Versorgungsverlauf, die optimale Abfolge und Terminierung der wichtigsten Interventionen, die von allen Berufsgruppen und Disziplinen bei der Versorgung eines Patienten mit einer bestimmten Diagnose oder Behandlung durchgeführt werden« (Dick et al. 2006, S. 12). Im Gegensatz zu klinischen Leitlinien fokussieren sie stärker auf organisatorische Aspekte oder anders gesagt auf das »Wer« und das »Wann«, anstelle des »Was« und des »Wie« der Behandlung.

Behandlungspfade verfolgen hauptsächlich das Ziel, Abläufe zu standardisieren, eine interdisziplinäre und schnittstellenübergreifende Koordination zu leisten und Transparenz sowohl für Leistungserbringer und Kostenträger als auch für Patienten und deren Angehörige zu schaffen. Dies kann eine wichtige Orientierungshilfe für sich neu in der Region ansiedelnde Leistungsanbieter darstellen, aber auch die Handlungssicherheit etablierter Akteure erhöhen.

Häufig werden Behandlungspfade in ihrer Funktion als Implementierungshilfe für klinische Leitlinien erwähnt. Hierbei geht es vor allem darum, Inhalte der Leitlinie auf regionale Gegebenheiten anzupassen und zu optimieren und letztendlich dadurch die aktive Verbreitung, der in der Leitlinie festgeschriebenen evidenzbasierten Interventionen, zu fördern. Daneben können Behandlungspfade vor allem aufgrund der damit verbundenen Dokumentation als Instrument der Qualitätssicherung sowie der Kostenerfassung und -kontrolle genutzt werden (Dick et al. 2006; Koitka 2010; Lelgemann und Ollenschläger 2006).

Der Aufwand bei der Entwicklung und Implementierung von klinischen Behandlungspfaden lohnt sich zumeist vor allem zum einen für Indikationen mit hoher Prävalenz und zum anderen innerhalb von Versorgungsbereichen, in denen eine Vielzahl von Disziplinen und Schnittstellen involviert sind. Auf depressive Erkrankungen bzw. deren Behandlung treffen beide Kriterien zu. So gehören Depressionen weltweit zu den häufigsten Erkrankungen. Für Deutschland wird eine Lebenszeitprävalenz von 18 % angeführt (Jacobi et al. 2004). Die individuellen und gesamtgesellschaftlichen Folgen der Erkrankung sind erheblich. Depressionen gelten nach Studien der WHO (2001) als die führende Ursache für durch Behinderung beeinträchtigte Lebensjahre (years of life lived with disability). Allein die direkten Kosten depressiver Erkrankungen in Deutschland werden für das Jahr 2006 mit 4,6 Mrd. € angegeben (König et al. 2010). Darin nicht enthalten sind die höheren indirekten Kosten, die sich hauptsächlich durch Produktivitätsausfälle ergeben, und die Kosten durch Fehlbehandlungen (Stamm und Salize 2006). Für Deutschland liegen unserem Wissen nach bislang keine

Behandlungspfad:
Ziel und Aufgabe

Depression

Schätzungen über die Höhe der indirekten Kosten vor. Studien aus den USA und aus England beschreiben jedoch einheitlich die Dominanz der indirekten gegenüber den direkten Kosten: Demnach ist der Großteil der Gesamtkosten (69–96 %, je nach Untersuchung) auf indirekte Kosten zurückzuführen (König et al. 2010). Es ist anzunehmen, dass sich eine ähnliche Relation auch in Deutschland wiederfindet.

Versorgungsdefizit Prinzipiell sind depressive Erkrankungen auf Basis aktueller evidenzbasierter Empfehlungen zur Diagnostik und Therapie gut zu behandeln. Die Realität der Versorgung weist allerdings deutliche Defizite auf. So konstatiert der Sachverständigenrat zur Begutachtung der Entwicklung im Gesundheitswesen (2002), dass es »hinreichend sichere und/oder ernstzunehmende Hinweise auf Über-, Unter- und Fehlversorgung« (S. 508) bei der Behandlung von sowohl depressiven als auch anderen psychischen Erkrankungen gebe. Dies wird durch eine Übersichtsarbeit zur Versorgungssituation für Menschen mit depressiven Erkrankungen des Gemeinsamen Bundesausschusses 2011 bekräftigt. Als ein Lösungsansatz wird häufig die Etablierung von vernetzten Versorgungsstrukturen genannt (Berger 2004). Dadurch sollen eine kontinuierliche Behandlung und Begleitung gewährleistet, Informationsverlust an Schnittstellen reduziert und Synergien besser genutzt werden.

Integrierte Versorgung Integrierte Versorgungskonzepte können eine Umsetzungsmöglichkeit stärkerer Vernetzung sein und verfolgen das Ziel, die Versorgungskosten zu reduzieren und die Versorgungsqualität zu verbessern. Dies kann unter anderem durch die konsequente Umsetzung des Prinzips »ambulant vor stationär« erreicht werden. Das heißt, dass Klinikaufenthalte möglichst vermieden werden und die Qualität der ambulanten gemeindenahen Versorgung verbessert wird. Konkret lässt sich dies zum Beispiel umsetzen durch: die Implementierung spezifischer Angebote im ambulanten Setting wie Bezugstherapie (Case Management) oder psychoedukative Intervention, durch eine Standardisierung des Versorgungsablaufs mithilfe von Behandlungspfaden, durch qualitätssichernde Maßnahmen oder wie zuvor bereits genannt eine stärkere Kooperation der Akteure (Kleese et al. 2007; Steckermaier 2010).

Belastbare Studien zur Wirksamkeit der Integrierten Versorgung von depressiv erkrankten Menschen in Deutschland gibt es bisher keine. An verschiedenen Stellen finden sich jedoch Hinweise, dass diese Versorgungsform erfolgversprechende Ergebnisse erzielen könnte (Sander und Albus 2010; Siegfried 2008; Steckermaier 2010). Ein zentrales Element der Integrierten Versorgung, das Case Management, erwies sich im hausärztlichen Setting der Standardbehandlung überlegen. Es führte zu einer Reduktion der depressiven Symptome, mehr Zufriedenheit mit der Versorgung und einer höheren Adhärenz (Gensichen et al. 2009).

Viele depressive Patienten werden hausärztlich behandelt. Der im Folgenden dargestellte Behandlungspfad bezieht sich aber auf Patienten, die psychiatrisch versorgt werden. Der Pfad knüpft an den Behandlungspfad für Schizophrenie nach dem Niedersächsischen Weg der Integrierten Versorgung an (Reichwaldt und Walle 2009). Dieser Behandlungspfad für Depressionen bildet die Grundlage für weitere Vertragsgestaltungen im Rahmen der Integrierten Versorgung in Niedersachsen. Den Ausgangspunkt innerhalb dieses Modellprojekts bildet die Praxis des Facharztes für Psychiatrie und Psychotherapie bzw. für Nervenheilkunde bzw. für Neurologie und Psychiatrie. Zentral ist die enge Zusammenarbeit zwischen dem psychiatrisch tätigen Facharzt (im Folgenden abgekürzt mit p-FA) und den ambulant psychiatrischen Pflegekräften, die als Bezugstherapeuten fungieren (p-BP) (Reichwaldt und Walle 2009). Die Steuerung und Prozesskontrolle der Integrierten Versorgung erfolgen durch eine fachärztlich geführte Praxis, die einer regionalen Versorgungsverantwortung unterliegt. Die Praxis ist mit mindestens einem Facharzt für Psychiatrie, einem Facharzt für Psychiatrie und Psychotherapie, einem Facharzt für Nervenheilkunde oder einem Facharzt für Neurologie und Psychiatrie besetzt. Die Aufgaben des psychiatrisch tätigen, verantwortlichen Facharztes sind in den Behandlungsmodulen festgelegt. Alternative Modelle, in denen die jeweiligen Funktionen durch andere Berufsgruppen übernommen werden, sind denkbar.

2 Methodik

Ziel war es, anhand eines Needs Assessments einen modular aufgebauten, diagnosespezifischen Behandlungspfad für mittelschwere und schwere Depressionen zu entwickeln.

Zentrale Fragestellungen bei diesem Vorhaben sind übergreifend folgende gewesen:

- »Welche Versorgungsdefizite treten in der ambulanten Versorgung von Depressionen in Deutschland auf?«
- »An welchen Schnittstellen entstehen Probleme im Versorgungsprozess und warum?«
- »Welche Auswirkungen haben diese?«
- »Welche Lösungsansätze bzw. -möglichkeiten bestehen oder könnten implementiert werden, um diese Probleme zu bewältigen?«

Das Needs Assessment diente der systematischen Erfassung der vorhandenen Diskrepanzen zwischen dem derzeitigen Ist- und dem Soll-Zustand in der Versorgung von an Depression erkrankten Menschen. Zudem galt es zu berücksichtigen, welche Optimierungs- oder Veränderungspotenziale es bereits gibt oder welche generiert werden müssten. Für ein solches exploratives Vorgehen bieten sich qualitative Methoden an. Zu diesem Zweck wurden zunächst a) die aktuell vorhandenen nationalen und internationalen Leitlinien zur Depression gesichtet. Hiernach erfolgte b) eine ausführliche Literatur- und Internetrecherche sowie ergänzend zur Gewinnung weiterer Informationen kamen c) Experteninterviews zum Einsatz. Nachdem so das Forschungsfeld strukturiert und relevante Aspekte erkundet wurden, wurde auf dieser Basis der Behandlungspfad für mittelschwere und schwere Depressionen erstellt. Anschließend fand zur Bewertung des Pfads eine Konsentierung in Form eines Gruppenprozesses statt. An dem Konsensusverfahren nahmen neben Experten der Versorgungsforschung auch niedergelassene Fach- und Hausärzte sowie Netzwerkmanager und Vertreter der ambulanten psychiatrischen Pflege teil. Needs Assessment

Im ersten Schritt des Needs Assessments, um einen Überblick über ein evidenzbasiertes, strukturiertes Vorgehen in der Versorgung von an Depression erkrankten Menschen zu erhalten, wurden die S3-Leitlinie (DGPPN, BÄK, KBV, AWMF 2010) und die NICE-Leitlinie (National Institute for Health and Clinical Excellence 2010) sowie ein aktuelles Review zur Bewertung neuerer Ansätze in der Behandlung von depressiven Erkrankungen (Sikorski et al. 2010) gesichtet. Ziel war es, Erkenntnisse bezüglich der Epidemiologie, der möglichen Risikogruppen und der optimalen Versorgung von Patienten mit Depression zu erhalten.

Anschließend wurde anhand einer ausführlichen Literatur- und Internetrecherche erfasst, an welchen Schnittstellen Probleme im Versorgungsprozess auftreten, was diese für Auswirkungen haben und wie sie womöglich verhindert werden können. Fokussiert wurde in der Recherche insbesondere der ambulante Versorgungsbereich. Neben theoretischen Vorüberlegungen und der Rekonstruktion des zu erforschenden Feldes lieferte die Literaturrecherche Hinweise für die zu entwickelnden Leitfragen der im späteren Verlauf durchzuführenden Experteninterviews. Literatur- und Internetrecherche

Eine Extraktion der Literaturfunde ergab vermehrt Defizite in den Bereichen: Diagnostik, Behandlung sowie Kooperation und Zusammenarbeit. Hinsichtlich der Literaturrecherche ist zu bedenken, dass die vorgefundene Literatur zumeist einem Veröffentlichungsbias unterliegt und die anglophone Literatur dem deutschen Gesundheitswesen oftmals nicht gerecht wird. In seiner Gesamtheit können die Ergebnisse somit nicht den Versorgungsalltag erfassen. Um ein ganzheitliches Bild zu erhalten, wurden im letzten Schritt strukturierte Leitfadeninterviews mit Experten aus Wissenschaft und Verbänden sowie Experten aus der Versorgungsbasis durchgeführt.

Zur Erfassung der verschiedenen Perspektiven wurden jeweils zwei Fachärzte, Psychotherapeuten, Hausärzte sowie Patienten und Angehörige überwiegend aus Niedersachsen befragt. Der qualitative Ansatz der Experteninterviews wurde ausgewählt, um in kurzer Zeit auf das differenzierte Spezialwissen des Einzelnen zurückgreifen zu können.

Neben den bereits durch die Literaturrecherche identifizierten Versorgungsdefiziten wurden die zu interviewenden Experten auch nach Verbesserungsmöglichkeiten sowie Lösungsstrategien zu jenen Bereichen befragt. Die Auswertung auf Basis der qualitativen Inhaltsanalyse erfolgte nach der Transkription der Interviews in interdisziplinärer Zusammenarbeit (Gesundheitswissenschaftler, Psychologe, Sozialwissenschaftler) (vgl. Gläser und Laudel 2004).

Der auf dieser Grundlage erstellte Behandlungspfad wurde einer Konsentierung durch eine Expertenrunde unterzogen. Diese bestand aus: fünf Fachärzten für Psychiatrie (niedergelassen, stationär arbeitend, forschend), zwei Hausärzten, einer Psychotherapeutin und einer Leiterin eines ambulanten psychiatrischen Pflegedienstes. Die Kommentare und Anregungen der Expertenrunde zu der Vorversion des Behandlungspfads wurden in diesen eingearbeitet und der Pfad erneut an die Experten versandt.

Die folgenden Kapitel stellen die Ergebnisse des Needs Assessments in komprimierter Form dar: Diagnostik (▶ Kap. 3.1), Behandlung (▶ Kap. 3.2), Kooperation/Zusammenarbeit (▶ Kap. 3.3), Behandlungspfad (▶ Kap. 4).

3 Ergebnisse

3.1 Diagnostik

Über-, Unter- und Fehldiagnostik sowie Unkenntnis von Signalsituationen für Screening **Probleme** v. a. bei Hausärzten sowie verbesserungsfähige Differenzialdiagnostik wurden festgestellt. Daraus folgen Unsicherheit der Ärzte bei der Indikationsstellung bzw. falsche Indikationsstellung, schlechteres Outcome und schlechtere Prognose komorbider Erkrankungen (z. B. Diabetes). Problemgruppen sind insbesondere Männer und ältere Patienten. Als wichtigste Problemursachen werden genannt: a) nicht leitliniengerechte Diagnostik, d. h. statt Verwendung klarer ICD-Kriterien und standardisierter Instrumente Vertrauen auf das ärztliche Gespräch, ICD-Kriterien sind teilweise unbekannt; b) aus Ärztesicht zudem Zeitmangel.

Aus- und Fortbildungsinhalte sind notwendig, die u. a. Wissen und Motivation bzgl. struk- **Lösungsansätze** turierter Diagnostik und Kommunikation steigern. Anreize für die Durchführung strukturierter Diagnostik und angemessene Vergütung für Gesprächszeit sind erforderlich. Feste Konsiliarbeziehungen zu einem psychiatrischen Facharzt oder Psychotherapeuten und niedrigschwelliger Zugang zur Differenzialdiagnose sind mögliche Lösungen für den Hausarztbereich.

Die Module A1 (fachärztliches Eingangsassessment) und A2 (Einschluss der Patienten in das **Implementierung** fachärztlich gesteuerte ambulante Versorgungssystem inkl. PHQ-9) berücksichtigen die genannten Lösungsansätze bereits weitestgehend (▶ Abb. 4). Implementierungshinweise siehe Kapitel 5.

3.2 Behandlung

Ärzte kennen die Nationale Versorgungsleitlinie nicht ausreichend, die Indikationsstellung **Probleme** ist häufig unsicher und es mangelt aus Ärztesicht an unabhängigen Informationen über Medikamente. Die Medikamentenwahl erfolgt eher erfahrungsbasiert, Vorbehalte bzgl. Wirksamkeit und Kosten hindern an der Umsetzung der Leitlinie. Die Kontinuität der Medikation ist häufig unzureichend (insbes. beim Hausarzt). Aktives und kontinuierliches Monitoring und entsprechende Therapieanpassungen erfolgen nicht stringent genug (z. B. Überweisung vom Hausarzt zum Facharzt), gegenüber standardisierten Monitoringfragebögen bestehen Vorbehalte. Defizite im Monitoring sowie ferner psychologische Barrieren bei Ärzten behindern auch die Suizidprävention. Krisensituationen entstehen häufig durch Schnittstellenprobleme (z. B. Entlassung aus der Klinik) und werfen große organisatorische Probleme im ambulant-ärztlichen Sektor auf. Schnell verfügbare Ansprechpartner für Patient oder Angehörige und ambulante Angebote sind meist nicht bekannt oder fehlen, sodass häufig eine Klinikeinweisung erfolgt.

Die Arzt-Patienten-Beziehung und Adhärenz werden durch Defizite in der ärztlichen Gesprächskompetenz, in der Aufklärung des Patienten über Diagnose und Behandlungsalternativen und in der Umsetzung der partizipativen Entscheidungsfindung negativ beeinflusst. Weitere Folgen sind fehlendes Empowerment des Patienten, höherer Behandlungsaufwand und schlechteres Outcome. Die größte Barriere aus Ärztesicht ist Zeitmangel. Ärzte unterschätzen Autonomiebedürfnis und Entscheidungskompetenz – sofern gut aufgeklärt – der Patienten.

Bei vielen Angehörigen besteht ein hoher, größtenteils ungedeckter Bedarf an Information und Unterstützung (v. a. bzgl. Entlassung aus der Klinik und Krise). Barrieren in der Angehörigenarbeit sind entgegenstehende Patientenpräferenzen und -rechte sowie Zeitmangel und mangelnde Vergütung auf Seiten der Ärzte. Potenziale für soziale Unterstützung der Patienten durch Angehörige bleiben so häufig ungenutzt.

Im Bereich der Psychotherapie sind Über-, Unter- und Fehlversorgung festzustellen: Leichte Fälle werden eher behandelt als schwere und chronische Fälle, starre Therapiestundenkontingente sind oft nicht bedarfsgerecht und effizient, Behandlungen sind zu lang trotz mangelnden Erfolgs. Paar-, familien- und gruppentherapeutische Angebote sind zu selten. Gruppentherapien erscheinen effizient für mittelschwere Depression, sind jedoch für Therapeuten offenbar unattraktiv (Organisationsaufwand und Vergütung).

Strukturelle Probleme sind regional unzureichende Behandlungskapazitäten (v. a. Fachärzte, auch Psychotherapeuten), wodurch leitliniengerechte, zügige Mit- und Weiterbehandlungen erschwert werden (z. B. fachärztliche Pharmakotherapie). Zeitmangel durch hohes Patientenaufkommen behindert engmaschiges Monitoring. Interessengegensätze zwischen Ärzten und Kostenträgern erschweren die Versorgung.

Lösungsansätze Expertenbefragungen und Literaturrecherche weisen auf eine Kombination aus edukativen, finanziellen und strukturellen Maßnahmen hin. Teilweise müssen neue Versorgungsangebote geschaffen werden:

- Anbieten unabhängiger, attraktiver Fortbildungen zur Verbesserung der Leitlinien-, der pharmakotherapeutischen und der Gesprächsführungskompetenz sowie zum Umgang mit Krisen und Suizidalität
- Schaffung fester Strukturen und Anreize für das Monitoring (vgl. DMP-Programme): engmaschige Durchführung in der Akutbehandlung und insbes. während der Medikamenteneinstellung, Umsetzung von Therapieanpassungen gemäß Leitlinie, Delegation des (standardisierten) Monitorings an mitbehandelnde psychiatrische Bezugspflege (p-BP), Hausarzt oder an medizinische Fachangestellte (auch telefonisch, auch speziell zur Beobachtung und Unterstützung der Pharmakotherapie)
- Für Akutkrisen: Krisendienst (auch telefonisch), Krisendienst der ambulant psychiatrischen Pflegedienste (APP), fachärztliche Notfalltermine und (Notfall-)Hausbesuche, Rückzugsraum; erleichtertes und stärker patientenorientiertes Krisenmanagement durch Krisenpässe und evtl. Krisenpläne und -verfügungen
- Setzen von Anreizen für die verstärkte Implementierung von Paar-, Familien- und Gruppentherapie, für flexiblere Terminvergabe für Berufstätige und flexiblere und verkürzte Therapiedauern (<20h), ebenso Anreize für Angehörigenarbeit (z. B. psychoedukative Intervention, Angehörigengespräche), für ärztliche Gesprächszeit und -qualität, für Transparenz und Partizipation in der Behandlung (z. B. Festlegung von Gesprächsinhalten, Dokumentationspflichten, schriftl. Behandlungsplänen)
- Bereitstellung schriftlicher Informationsmaterialien nicht nur zur Patientenaufklärung, sondern auch zu regionalen Versorgungsangeboten, für Patienten und Leistungsanbieter, ggf. Verweise auf Online- und Telefontherapieangebote als Überbrückung bei Wartezeiten oder als eigenständige Alternative
- Evtl. Kooperation mit Krankenkassen und Medizinischem Dienst, z. B. Teilnahme an Fallkonferenzen, dadurch erhalten diese mehr Einblick in die versorgungspraktischen Probleme

Implementierung Die Module A3 (Behandlungsplan) und A4 (Erstkontakt mit der psychiatrischen Bezugspflegekraft), I1 bis I9 (Behandlungsmodule, u. a. psychiatrische Behandlung, Suizidprävention, Angehörigenarbeit) enthalten bereits viele dieser Lösungsansätze. Ergänzende Hinweise: siehe Anmerkungen in den Modulbeschreibungen und Kapitel 5 (Implementierung).

Optimierungspotenziale für die genannten Probleme werden auch in einer verbesserten, effizienteren Arbeitsteilung und Koordination über verschiedene Leistungsanbieter hinweg verortet. Beispiele sind: die Entlastung von Fachärzten durch die leitliniengemäße Steuerung von leichten Depressionen zum Hausarzt und die systematische Integration weiterer »Behandlungsressourcen«, z. B. APP, Selbsthilfe usw. Solche Ansätze zur Erleichterung und Verbesserung der Behandlung werden im folgenden Abschnitt dargestellt.

3.3 Kooperation und Koordination in der Versorgung

Behandlungskontinuität und -koordination sind problematisch u. a. aufgrund von Zugangsbarrieren (mangelnde Behandlungskapazitäten, räumliche Entfernungen), Wissens- und Motivationsdefiziten sowie Barrieren im Informationsaustausch zwischen Mitbehandlern (z. B. Übergang von hausärztlicher in fachärztliche oder psychotherapeutische Behandlung, Entlassungsmanagement, Abstimmung der Pharmakotherapie zwischen mehreren Behandlern). Die Kooperation mit Akteuren der psychosozialen Versorgung außerhalb des SGB V ist nur rudimentär ausgeprägt (z. B. Selbsthilfegruppen, Betriebsmedizin). Wissensdefizite betreffen den Informationsstand der Behandler über die regionale Angebotsstruktur einschließlich Spezialisierungen, Aufnahmekriterien usw., sodass das Lotsen und Beraten des Patienten schwierig ist. Motivationsdefizite entstehen durch Konkurrenzängste (z. B. bei Überweisungen) und Misstrauen gegenüber dem eigenen Fach fremden Behandlungsansätzen. Der Austausch von Informationen wird durch technische und rechtliche Barrieren begrenzt. Kooperation findet häufig auf informeller Basis statt (persönliche Bekanntschaften) und ist dadurch unsystematisch und zufallsabhängig. Hoher Organisations- und Zeitaufwand und unzureichende Vergütung dafür lassen Formen engerer Zusammenarbeit aus Sicht der Leistungsanbieter unattraktiv erscheinen.

Probleme

- Fördern von Vertrauen, Motivation und Wissen über regionale Anbieter, z. B. durch gemeinsame Fortbildungen, Qualitätszirkel, persönliche Besuche der komplementären Anbieter in Praxen oder auf Veranstaltungen, Informationsmaterialien, Nutzung eines bereits etablierten Netzwerkes wie des Bündnisses für Depression als Ausgangsbasis für weitere Vernetzung, regelmäßige Kontakte zwischen den Netzwerkpartnern
- Schaffung von Regeln und Anreizen für effiziente Kooperation: bzgl. Arbeitsteilung (Wer behandelt wen wann und mit wem zusammen? Wer ist verantwortlich?), bzgl. Erreichbarkeit und festem Ansprechpartner (z. B. Konsiliarbeziehungen); Schaffung der technischen Voraussetzungen und Klärung der rechtlichen Rahmenbedingungen für Informationsaustausch
- Auslagerung von Transaktionskosten (Zeit- und Organisationsaufwand) an einen externen professionellen Partner (wie z. B. eine Managementgesellschaft)

Lösungsansätze

Die Versorgungskoordination wird in den Modulen bereits weitgehend definiert. Ergänzungsbedarf besteht evtl. bezüglich zweier Aspekte:

Implementierung

- bei der Kooperation mit Akteuren außerhalb der im Pfad definierten engeren Kooperationspartner innerhalb des strukturierten Versorgungssystems (z. B. Einrichtung eines Referentenpools für Selbsthilfegruppen, Vermittlung des Patienten an Paarberatung, Schnittstelle zum [teil]stationären Sektor im Rahmen der Module K6 und K7 sowie stationärer Rehabilitation) und
- bezüglich der Details zum Informationsaustausch (z. B. Einrichtung von verbindlichen Telefonzeiten für Netzwerkpartner, Urlaubsvertretungen, Berichtspflichten und -fristen zwischen verschiedenen Behandlern u. ä.).

4   Der Behandlungspfad

Um dem komplexen und variablen Verlauf der Erkrankung gerecht zu werden, basiert der Behandlungspfad auf einzelnen Modulen, die nach dem aktuellen Zustand eines Patienten ausgewählt und zu einem persönlichen Behandlungsplan kombiniert werden können. Die Behandlungsmodule sind Leistungseinheiten, die nach den in Tabelle 1 aufgeführten Kriterien genau definiert sind. Sie werden über die jeweiligen Interventionen und nicht über ihren Institutionsbezug beschrieben (Reichwald und Walle 2009). Dies bedeutet auch, dass Aufgaben komplett oder teilweise durch andere als die genannten Berufsgruppen durchgeführt werden könnten. Denkbar wäre beispielsweise, dass Funktionen des psychiatrisch tätigen Facharztes durch einen psychiatrisch versierten Hausarzt oder einen Psychotherapeuten übernommen werden oder die Bezugstherapie von einem Sozialarbeiter oder Soziotherapeuten durchgeführt wird.

Tab. 1: Kriterien zur Definition der Behandlungsmodule

Nr. des Moduls, Name des Moduls	
Wer	• Wer kann das Modul verordnen bzw. initiieren? • Wer erbringt das Modul primär und wer kann es noch erbringen, wenn der primäre Erbringer regional nicht verfügbar ist oder keine freien Kapazitäten hat?
Voraussetzungen	Unter welchen Bedingungen/Voraussetzungen kann bzw. muss das Modul erbracht werden?
Ort	Wo kann bzw. muss das Modul erbracht werden (z. B. aufsuchend)?
Zeit	• Innerhalb welches Zeitraums muss mit dem Modul begonnen werden? • Wie lange kann bzw. muss es erbracht werden (inkl. Festlegung von Intervallen und Kriterien zur Überprüfung des weiteren Bedarfs)?
Aufgaben	Welche therapeutischen Aufgaben sind in dem Modul zu erfüllen?
Aufwand	Welcher Zeit- und Personalaufwand wird zur Erfüllung dieser Aufgaben einkalkuliert?
Daten	Welche Dokumentation ist für die Qualitätssicherung bzw. zur Information der Leistungsanbieter erforderlich?
Anmerkungen	relevante Informationen, die durch die anderen Punkte nicht abgedeckt wurden
Implementierungshinweise	Implementierungsbarrieren und -hinweise
Literaturangaben	Quellenangaben, falls Modulinhalte nicht ausreichend durch die S3- und/oder die NICE-Leitlinie in ihrer Evidenz belegt sind

Tabelle 2 gibt einen Überblick über die Module der ambulant gesteuerten Versorgung von mittelschwer und schwer depressiv erkrankten Patienten. Als **Basismodule (B)** werden Interventionen bezeichnet, die die Grundlage der ambulanten Behandlung bilden. Sollten diese nicht ausreichen, müssen **Ergänzungsmodule (E)** in Betracht gezogen werden.

Nr.	Name des Moduls	Basis- oder Ergänzungsmodul?
Aufnahme (A)		
A1	Fachärztliches Eingangsassessment	B
A2	Einschluss der Patienten in das fachärztlich gesteuerte ambulante Versorgungssystem	B
A3	Behandlungsplan	B
A4	Erstkontakt psychiatrische Bezugspflegekraft (p-BP)	B
Intervention/Behandlung (I)		
I1	Psychiatrische Behandlung	B
I2	Pharmakotherapie	B*
I3	Delegierte Psychotherapie	B*
I4	Psychiatrisch gesprächstherapeutische Kurzintervention	E
I5	Somatische Mitbehandlung	E
I6	Andere biologische Verfahren	E
I7	Kontinuierliche Begleitung durch psychiatrische Bezugspflegekraft (p-BP)	B
I8	Psychoedukative Intervention (PEI)	B
I9	Angehörigenarbeit und Umfeldbegleitung	B
I10	Umgang mit dem Beruf	B
I11	Unterstützung im Rahmen der stufenweisen Wiedereingliederung	E
I12	Integration in weitere Versorgungsangebote	E
I13	Nachsorge und Entlassung aus dem ambulanten Versorgungssystem	B
Krisenintervention (K)		
K1	Krisentelefon	E
K2	Krisenintervention durch die psychiatrische Bezugspflegekraft (p-BP)	E
K3	Ärztliche Krisenintervention	E
K4	Medikamentöse Krisenintervention	E
K5	Rückzugsraum und Krisenpension	E
K6	Teilstationäre Krisenintervention	E
K7	Vollstationäre Krisenintervention	E
Kooperation und Qualitätssicherung (KQ)		
KQ1	Behandlungskonferenzen	B
KQ2	Konsiliar-, Beratungs-, Vernetzungsarbeit	B
KQ3	Qualitätssicherung	B
KQ4	Fort- und Weiterbildung	B
KQ5	Arbeitskreis Qualitätssicherung	B
KQ6	Netzwerkaufgaben	B

Tab. 2: Behandlungsmodule im Rahmen der Integrierten Versorgung mittelschwer und schwer depressiv erkrankter Patienten

* Nicht in jedem Fall muss eine Kombinationstherapie (Pharmako- und Psychotherapie) angewendet werden. Bei Patienten mit mittelschweren Depressionen kann eine der beiden alternativen Therapien oder eine Kombinationstherapie durchgeführt werden.

17

Die Module sollen als Orientierungshilfen für das Agieren der Leistungsanbieter dienen. Sie stellen keine Einschränkung der ärztlichen Therapiefreiheit dar. Zudem entbinden die Behandlungsmodule die Leistungsanbieter nicht von einer eigenverantwortlichen Einschätzung des Behandlungsbedarfs ihrer Patienten und der Veranlassung der erforderlichen Maßnahmen entsprechend ihrer berufsgruppenspezifischen therapeutischen Verantwortung.

4.1 Die Behandlungsmodule

Aufnahme (A)

A1	Fachärztliches Eingangsassessment
Wer	psychiatrisch tätiger Facharzt (p-FA)
Voraussetzungen	–
Ort	Praxis des Facharztes, im Ausnahmefall aufsuchend
Zeit	• Frist: innerhalb von 3 Tagen, wenn Kontaktaufnahme auf Patient mit schwerer Depression hindeutet • einmalig bei Aufnahme unbekannter Patienten oder bei Wiederaufnahme • regelmäßige Aktualisierung der Befunde bei bereits bekannten Patienten (im Rahmen der psychiatrischen Behandlung I1)

Aufgaben	*Diagnosesicherung:*
	• diagnostisches Gespräch (inklusive Abklären von Suizidalität) und Diagnosestellung entsprechend der ICD-Kriterien (▶ Abb. 3) unter Berücksichtigung von psychischer und somatischer Komorbidität
	• bei Ersterkrankungen ohne entsprechende Vorbefunde:
	  – erforderliche differenzialdiagnostische Untersuchungen veranlassen (z.B. Blutbild, Differenzialblutbild, Leber- und Nierenwerte, TSH, CT oder MRT)
	  – Durchführung einer kompletten körperlichen und neurologischen Untersuchung
	  – ggf. Veranlassung testpsychologischer Untersuchung
	• bei Wiedererkrankungen ohne entsprechende Vorbefunde: körperliche Untersuchung, Routinelabor
	
	Detaillierte Befunderhebung:
	• körperlicher Befund, bestehende Medikation
	• psychiatrische Anamnese (inkl. Abklären der beruflichen Situation, ▶ Abb. 7)

Aufwand	ca. 40 min
Daten	psychiatrische und somatische Diagnosen, Anamnese und Befund
Implementierungshinweis	Anreize setzen für dokumentierte Anamnese

Einschluss der Patienten in das fachärztlich gesteuerte ambulante Versorgungssystem	A2
Wer	p-FA
Voraussetzungen	fachärztliches Eingangsassessment A1 abgeschlossen
Ort	p-FA-Praxis
Zeit	• sobald p-FA Vertrag unterzeichnet hat • einmalig bei Kontakt mit geeigneten Patienten • möglichst innerhalb der ersten 3 Termine mit dem Patienten
Aufgaben	*Klärung der IV-Voraussetzungen:* • Diagnose einer depressiven Störung (ICD-10: F32.1, F32.2, F32.3, F33.1, F33.2, F33.3) im Rahmen des fachärztlichen Eingangsassessments (A1) festgestellt • Patient bedarf kontinuierlicher Begleitung aufgrund ausgeprägter Einschränkungen in Alltagsfunktionalität • Patient gehört Krankenkasse an, mit der der IV-Vertrag abgeschlossen wurde • Anwendung und Auswertung PHQ-9: Kriterien für Major Depression erfüllt (▸ **Anhang**) • Patient ist nicht bereits IV-Teilnehmer • weitere Einschlusskriterien prüfen (siehe Krankenkassenvertrag) *Einschluss:* • Aufklärung des Patienten über IV • Einholen der schriftlichen Einverständniserklärung des Patienten und ggf. seines gesetzl. Betreuers
Aufwand	ca. 5 min
Daten	• PHQ-9 • schriftliche Einverständniserklärung zur IV
Implementierungs-hinweis	Neben der Symptomschwere sollten v.a. auch Einschränkungen in der Alltagsfunktionalität ausschlaggebend sein bei der Einschätzung des Bedarfs eines Patienten nach strukturierter Versorgung im fachärztlich gesteuerten ambulanten System.

Behandlungsplan	A3
Wer	p-FA
Voraussetzungen	Patient ist in das fachärztlich gesteuerte ambulante Versorgungssystem eingeschlossen (A2 abgeschlossen)
Ort	p-FA-Praxis
Zeit	direkt im Anschluss an das Eingangsassessment und den Einschluss (A1 und A2; üblicherweise zum gleichen Termin)
Aufgaben	• Aufklären über die Erkrankung und die Behandlungsoptionen • Aushändigen von evidenzbasierten Patienteninformationen und ggf. Angehörigeninformationen • Erstellen eines schriftlichen Behandlungsplans gemeinsam mit dem Patient (Auswahl der Module) • Festlegen von Therapiezielvereinbarungen gemeinsam mit dem Patient • bei Bedarf Hilfe bei der Organisation der geplanten Module (z.B. Vermittlung p-BP) • Aushändigen der Informationsbroschüre über regionale Versorgungsangebote

A3	**Behandlungsplan**	
		• ggf. niederschwellige, zeitnah verfügbare Angebote empfehlen (z. B. Bibliotherapie, Onlineangebote) • Aushändigen des Behandlungsplans an den Patient • bei Bedarf Arbeitsunfähigkeitsschreibung (►Abb. 7) • Festlegen des nächsten Termins (I1) • Rückmeldung an überweisenden Arzt/Hausarzt oder Psychotherapeuten • Information und/oder Überweisung an Leistungsanbieter der geplanten Module (z. B. p-BP, Hausarzt, Psychotherapeut)
	Aufwand	• ca. 20 min • Informationsaustausch mit p-BP und PT in Behandlungskonferenzen (KQ1) enthalten
	Daten	• Behandlungsplan • ggf. Arztbrief • Dokumentation: Aufklärung (stattgefunden: ja/nein), Behandlungsplan (vorhanden: ja/nein)
	Anmerkungen	Informationsmaterial: Verwenden von qualitätsgeprüften Patienten- bzw. Angehörigeninformationen wie z.B.: • http://www.versorgungsleitlinien.de/patienten/pdf/¬ NVL-Depression-Patienten-Konsultation-1.0.pdf • http://www.akdae.de/Arzneimitteltherapie/¬ Patientenratgeber/Depression.pdf • Gaebel W, Menke R (2003) Leitlinienorientierte Patienteninformationen zur Depression – ein Beitrag zur Bereitstellung fachlich fundierter Gesundheitsinformationen für Betroffene und Angehörige. Zeitschrift für ärztliche Fortbildung und Qualitätssicherung 97 (Suppl. 4):80–82. • http://www.patienten-information.de/mdb/downloads/¬ wartezimmerinformation/aezq-version-der-¬ patienteninformation-depression-fuer-angehoerige.pdf (Es sollte auf Besonderheiten im fachärztlich gesteuerten ambulanten Versorgungssystem [z. B. in der Krisensituation] mündlich hingewiesen werden. Alternativ kommt die Entwicklung von Patienten- und Angehörigeninformationen speziell für das Versorgungssystem infrage.)
	Implementierungshinweise	• Patienten- und Angehörigeninformationen und regelmäßig aktualisierte Versionen der Informationsbroschüre über regionale psychosoziale Versorgungsangebote müssen beim FA vorliegen (Aufgabe des Netzwerkmanagers in KQ6). • Generelle Hinweise zur Gesprächsführung bei Aufklärung des Patienten und Behandlungsentscheidungen: s. Ärztliches Zentrum für Qualität in der Medizin 2008; z. B. Umgang mit Medikamentenaversion des Patienten: Aushandlung eines schrittweisen Vorgehens. • Ein vorgefertigtes Muster für einen Behandlungsplan könnte die dauerhafte und flächendeckende Implementierung von Behandlungsplänen erleichtern.

Erstkontakt psychiatrische Bezugspflegekraft (p-BP)		A4
Wer	Erbringer: psychiatrische Bezugspflegekraft, i. d. R. von APP gestellt	
Vorausset-zungen	• A1–A3 abgeschlossen • p-BP im Behandlungsplan festgeschrieben	
Ort	• in der Regel aufsuchender Erstkontakt zur Beziehungsbildung und zur Einschätzung der Lebenssituation des Patienten • nur auf ausdrücklichen Patientenwunsch: Erstkontakt in Praxisräumen	
Zeit	• Frist: innerhalb von 3 Tagen nach dem Festlegen des Behandlungsplans (A3) • Dauer: bis zu 3 Termine	
Aufgaben	• falls Patient kontinuierliche Begleitung durch p-BP nicht wünscht: Angebot für einen späteren Zeitpunkt offen halten und Kontaktdaten übermitteln • Übernahme des Patienten nach der fachärztlichen Aufnahme (s. A1–A3), Kontakt- und Angehörigen- sowie Arztdaten aufnehmen • Erläuterung des Prinzips »Bezugspflege« • Beziehungsaufbau • Behandlungsplan erklären, konkretisieren und Beginn der Umsetzung (z. B. Vermittlung zu Anbietern anderer Module) • Einholen einer schriftlichen Einverständniserklärung zur Entbindung der Schweigepflicht, um Austausch zwischen p-BP und behandelndem FA zu ermöglichen • Erstellung eines Pflegeplans inkl. eigener Pflegeziele • Erstellen und Aushändigen eines Krisenpasses (Kontaktdaten der Ansprechpartner in der Krise) • Festlegung des nächsten Bezugstherapeutenkontakts (I6)	
Aufwand	15 min bis 1,5 h pro Termin (inkl. Fahrzeit und Dokumentationsaufwand)	
Daten	• Pflegeressourcen/-probleme oder Pflegediagnose und Pflegeplan • Dokumentation: Pflegeplan (vorhanden: ja/nein)	
Literatur	Sikorski 2010	

21

Intervention/Behandlung (I)

I1	Psychiatrische Behandlung
Wer	p-FA, unter bestimmten Bedingungen alternativ HA (der im Weiteren als p-FA fungiert)
Voraussetzungen	alle Patienten, die keine Nachsorge (I13) oder Krisenintervention (K) erhalten
Ort	• in der Regel in der p-FA-Praxis • aufsuchende Behandlung nur bei non-complianten Patienten, die auch durch p-BP nicht zur Wahrnehmung ihrer Praxistermine zu bewegen sind
Zeit	• in den ersten Behandlungswochen: wöchentliches Monitoring in enger Absprache mit p-BP, anschließend alle 2–4 Wochen und nach 3 Monaten in längeren Intervallen • regelmäßige Wirkungsprüfung der Pharmakotherapie (I2) • Beendigung: variabel; abhängig von Schwere, Verlauf, Ausmaß funktioneller Einschränkungen, etc.
Aufgaben	• Befundaktualisierung, ggf. mit Instrumenten • Überprüfung des Behandlungserfolgs, der weiteren Behandlungsnotwendigkeit und der Überleitung des Patienten in die Nachsorge (I13) • Langzeitsteuerung der psychopharmakologischen Behandlung mit Anpassung der Behandlungsstrategien (I2) • fachpsychiatrische Beratung und Gesprächstherapie mit Schwerpunkt Krankheitsbewältigung • Angehörigenarbeit (I9) • Festlegung der p-BP-Behandlungsfrequenz und Überprüfung/Anpassung des weiteren p-BP-Bedarfs, Weiterleitung des Ergebnisses an p-BP im Rahmen der Behandlungskonferenz (KQ1) • Auswahl notwendiger und geeigneter sonstiger Module, die nicht bereits im Behandlungsplan festgeschrieben sind (einschließlich: Indikationsstellung für Rehabilitation) • bei Bedarf (z. B. wenn Patient nicht zum Termin gekommen ist) Kontaktaufnahme mit p-BP • aktives und gezieltes Abklären von Suizidialität, Erkennen von präsuizidalen Syndromen und Erarbeiten von Bewältigungsstrategien bei beginnender Suizidalität
Aufwand	• Dauer pro Gespräch: durchschnittlich 15 min • Frequenz der Termine (s. Zeit)
Daten	• aktueller Befund und aktueller Behandlungsplan • Dokumentation: Behandlungsplan (vorhanden: ja/nein), Suizidalität (abgeklärt: ja/nein)

I2	Pharmakotherapie
Wer	Verordnung: p-FA im Rahmen der psychiatrischen Behandlung (I1) Erbringer: p-FA im Rahmen der psychiatrischen Behandlung (I1), psychiatrische Bezugspflegekraft (I6)
Voraussetzungen	Indikation
Ort	• Praxis des p-FA (I1) • Monitoring und Unterstützung durch p-BPs: aufsuchend bzw. in den Räumen des Anbieters (I6)

Pharmakotherapie		I2
Zeit	• in den ersten Behandlungswochen: wöchentliches Monitoring, anschließend alle 2–4 Wochen und nach 3 Monaten in längeren Intervallen • regelmäßige Wirkungsprüfung der Pharmakotherapie durch p-FA (s. I1) • Beendigung: variabel; abhängig von Schwere, Verlauf, Ausmaß funktioneller Einschränkungen etc., Erhaltungstherapie aber mind. 4–9 Monate über die Remission	
Aufgaben	*p-FA:* • medikamentöse Behandlung entsprechend S3-Leitlinie (▶ **Abb. 5**) • Kontrolle von Nebenwirkungen • Monitoring von Wechselwirkungen mit weiterer Medikation, Absprache mit Hausarzt und anderen Ärzten • Aufklärung des Patienten und ggf. der Angehörigen *psychiatrische Bezugspflegekraft:* • Monitoring: Wirkung, Nebenwirkung und Compliance • Informationsaustausch mit p-FA, meist im Rahmen der Behandlungskonferenzen (KQ1) • Aufklärung des Patienten und ggf. der Angehörigen	
Aufwand	• Aufwand in Modul I1 und I6 bereits enthalten • Kosten für die Medikamente	
Daten	festgelegte Standard- und Bedarfsmedikation	

Delegierte Psychotherapie		I3
Wer	Verordnung: Psychotherapeut, p-FA Erbringer: Psychotherapeut	
Voraussetzungen	Indikation und Psychotherapiemotivation des Patienten	
Ort	psychotherapeutische Praxis	
Zeit	• Frist: idealerweise nach 2, max. 4 Wochen nach Aufnahme in den Behandlungsplan (A3, I1) • Dauer: bis zu 16 Sitzungen* innerhalb von 4–12 Wochen plus max. 2 Boostersitzungen innerhalb der folgenden 6 Monate (höhere Stundenzahl bei Bedarf möglich, nach Rücksprache in Behandlungskonferenzen) • Frequenz: hochfrequente Therapie in den ersten Wochen	
Aufgaben	*p-FA und/oder p-BP:* • Aufklären des Patienten (z. B. über Umfang, Ablauf, Psychotherapieverfahren, Wirklatenz) • Aushändigen der Informationsbroschüre über regionalen Leistungsanbieter, soweit nicht bereits geschehen (A3) • Überweisen und Weiterleiten erforderlicher Informationen mit Zustimmung des Patienten • ggf. Mithilfe bei der Organisation eines Therapieplatzes	

23

I3	Delegierte Psychotherapie
	Psychotherapeut:
	• Aufklären des Patienten • Monitoring: Wirkungsprüfung nach ca. 4 Wochen; Terminierung der Therapie, wenn Remission erreicht ist, Zuhilfenahme der PHQ-9 Daten (I1, I6) • Durchführen einer ambulanten Psychotherapie im Einzelsetting: Kognitiv-behaviorale Psychotherapie (KBT) oder Interpersonelle Psychotherapie (IPT) (Angehörigengespräch möglich; bei Patienten mit mittelschweren Depressionen [F32.1 bzw. F33.1] Gruppensetting denkbar) • aktives und gezieltes Abklären von Suizidalität, Erkennen von präsuizidalen Syndromen • Absprache und Rückmeldung mit/an p-FA • Einholen einer schriftlichen Einverständniserklärung zur Entbindung der Schweigepflicht, um Austausch mit p-FA und p-BP zu ermöglichen • Teilnahme an Behandlungskonferenzen (KQ1)
Aufwand	• 16 × 50 min plus ggf. 2 × 50 min (plus Vor- und Nachbereitungszeit) • Teilnahme an Behandlungskonferenzen (KQ1) • p-FA oder p-BP: Aufwand bereits enthalten im Rahmen der psychiatrischen Behandlung bzw. Begleitung durch den p-BP (I1, I6)
Daten	• Epikrise für p-FA • schriftliche Einverständniserklärung zur Entbindung von der Schweigepflicht (bei Teilnahme an Behandlungskonferenzen) • Dokumentation: Wartezeit, Suizidalität (abgeklärt: ja/nein)
Implementierungsbarrieren und -hinweise	• Im fachärztlich gesteuerten ambulanten Versorgungssystem wird davon ausgegangen, dass Psychotherapeuten fest eingebunden sind, damit Bedingungen wie kurze Wartezeiten gewährleistet werden können. • Die regionale Verfügbarkeit von Psychotherapeuten allgemein und von PT mit IPT-Ausbildung im Besonderen muss gewährleistet sein. • Alternativ kann eine internetgestützte oder telefonbasierte Therapie durchgeführt werden. Angebote existieren. (Diese Alternative bietet sich unter Berücksichtigung von Patientenpräferenzen vor allem dann an, wenn regional keine Psychotherapieplätze verfügbar sind, oder für Patienten mit schweren körperlichen Einschränkungen.) • Spezielle Anreize für kürzere Wartezeiten, kürzere Therapien (bis max. 18 Stunden, wie international häufig praktiziert und im Rahmen der NICE-Leitlinie empfohlen), für die Aufnahme schwer erkrankter Personen, für Abend- und Wochenendtermine sowie ggf. für Angehörigengespräche und Gruppentherapien sind evtl. erforderlich. • Die Kooperation zwischen niedergelassenen Therapeuten, Gemeinschaftspraxen o.ä. Organisationsformen könnte das Angebot von Gruppentherapie sowie von flexibleren Terminen fördern.
Literatur	Sikorski et al. 2010; Ekeland et al. 2010

*Die Stundenkontingentierung orientiert sich an den Empfehlungen der NICE-Leitlinie.

Psychiatrisch gesprächstherapeutische Kurzintervention	I4
Wer	Verordnung: p-FA Erbringer: p-FA mit psychotherapeutischer Ausbildung
Voraussetzungen	Indikation: akute abgrenzbare Problematik, z.B. Tagesstruktur-verlust, sozialer Rückzug
Ort	p-FA-Praxis
Zeit	• kurzfristig nach medizinischer Notwendigkeit • 2–12 Einheiten à 25 min
Aufgaben	• supportive bzw. lösungsorientierte Gespräche • Monitoring des Erfolgs und des weiteren Behandlungsbedarfs im Rahmen der psychiatrischen Behandlung (I1)
Aufwand	2–12 × 25 min
Daten	Dauer

Somatische Mitbehandlung	I5
Wer	Verordnung: p-FA Erbringer primär: HA und je nach komorbider Erkrankung und Schwere-grad FA bzw. Klinik
Voraussetzungen	• Behandlung somatischer Begleit- bzw. Folgeerkrankungen erfolgt bereits oder wird notwendig *oder* • wenn für das Monitoring der medikamentösen Behandlung (z.B. Nebenwirkungen) Befunde erforderlich sind, die nicht in p-FA-Praxis gewonnen werden können
Ort	HA-/FA-Praxis, Einrichtungen der stationären medizinischen Versorgung
Zeit	kurzfristig nach medizinischer Notwendigkeit
Aufgaben	• notwendige Labor- und ggf. EKG-Kontrollen • Behandlung somatischer Begleit- und Folgeerkrankungen • Befundrückmeldung und ggf. Abstimmung mit p-FA
Aufwand	variabel
Daten	Arztbrief

Andere biologische Verfahren (z.B. EKT, Schlafentzugstherapie)	I6
Wer	Verordnung: p-FA Erbringer: geeignete Einrichtungen (z.B. psychiatrische Klini-ken oder Fachabteilungen)
Voraussetzungen	Indikation (z.B. Therapieresistenz)
Ort	in den Räumen oben genannter Einrichtungen
Zeit	• variabel • EKT: Akutbehandlung: 2–3-mal pro Woche bis zu 6 Wochen lang • Schlafentzugstherapie/Wachtherapie: 3 Perioden in 1 Wo-che: 48-Stunden-Periode, d.h. Patient von 7 Uhr (Tag 1) bis 21 Uhr (Tag 2) wach, danach Erholungsschlaf von 19 Uhr (Tag 2) bis 7 Uhr (Tag 3; 12 h Schlaf), danach nächste Wach-phase

I6	Andere biologische Verfahren (z. B. EKT, Schlafentzugstherapie)
Aufgaben	*p-BP:* ggf. Mithilfe bei Organisation der jeweiligen Therapie im Rahmen der kontinuierlichen Begleitung (I6) *p-FA:* Patienten aufklären, Überweisung, Information an CM im Rahmen der Behandlungskonferenzen (KQ1) *Leistungsanbieter:* • Aufklärung der Patienten und Einholen der Einverständniserklärung • Durchführung der jeweiligen Therapie • Rückmeldung an p-FA
Aufwand	Aufwand in Modul I1 und Modul I6 bereits enthalten
Daten	• Arztbrief • Einverständniserklärung (Entbindung von der Schweigepflicht)
Anmerkungen	zur EKT: gute Wirkung bei Älteren und bei therapieresistenten Patienten
Literatur	für EKT: Wirz-Justice et al. 1999; The UK ECT review group 2003; Schwerthöffer et al. 2011

I7	Kontinuierliche Begleitung durch eine psychiatrische Bezugspflegekraft (p-BP)
Wer	Verordnung: p-FA Erbringer primär: i. d. R. APP
Voraussetzungen	• Indikation • Erstkontakt (A4) abgeschlossen
Ort	• zu Beginn bis zu max. 3 Termine im häuslichen Umfeld des Patienten zur Beziehungsbildung und Einschätzung der Lebenssituation des Patienten (Termine im Rahmen des Erstkontakts zählen hier hinzu) • danach aufsuchende Termine bei Bedarf (z. B. körperliche Einschränkungen, Non-Compliance, organisatorische Gründe) • regulär: in den Räumen des Leistungsanbieters
Zeit	• zu Beginn verdichtet bis zu 2 x/Woche, danach absteigende Frequenz (genaue Richtlinien für Quantität s. Netzwerkpartnervertrag) • solange Indikation besteht/p-BP im Behandlungsplan festgeschrieben ist (A3, I1) • deutliche Abweichungen von den Regelzeiten erfordern Supervision in Behandlungskonferenz
Aufgaben	• fachpsychiatrische Bezugspflege • Unterstützung bei der Umsetzung des Behandlungsplans • Umsetzung und ggf. Anpassung des Pflegeplans • kontinuierliche Rückmeldung/Austausch mit p-FA (KQ1) • weitere Leistungen im Rahmen anderer Module: z. B. Pharmakotherapie (I2), Suizidprävention (I8), Angehörigenarbeit und Umfeldbegleitung (I9), Umgang mit dem Beruf (I10), Unterstützung im Rahmen der stufenweisen Wiedereingliederung (I11), Integration in weitere Versorgungsangebote (I12), Nachsorge und Entlassung (I13)

Kontinuierliche Begleitung durch eine psychiatrische Bezugspflegekraft (p-BP)		I7
	Konkret: • Monitoring des Patientenzustands (mit Rückmeldung an p-FA und andere relevante Akteure): u. a. Verlaufskontrolle mit PHQ-9 (in den ersten 4 Wochen und während Psychotherapie mind. einmal alle 2 Wochen, anschließend entsprechend Algorithmus in Abbildung 4), Suizidalität, Compliance und Nebenwirkungen (I2) • Lotse im Versorgungssystem (z. B. Integration in weitere Angebote [I12]) • Unterstützung bei der Bewältigung der Alltagsorganisation, Aktivierung und Ressourcenförderung • Erarbeitung eines Krisenplans: Inhalte sind z. B. Krisenpass (A4), Notfallmedikation (z. B. Festhalten von Kontraindikationen), optional Behandlungsvereinbarung für Krisenfall	
Aufwand	durchschnittlich 45 min pro Termin	
Daten	• pflegerische Ressourcen/Pflegeprobleme (ggf. Pflegediagnose) bzw. Pflegeplan • PHQ-9 • Krisenplan	
Implementierungshinweise	• Evtl. sind gegenüber dem Patienten Erklärungen und Begründungen für den Einsatz von Fragebögen zum Monitoring erforderlich. • Zum Monitoring der Suizidalität kann Frage 9 des PHQ-9 unterstützend herangezogen werden. • Standardisierte Handlungsempfehlungen und Instrumente oder Checklisten zur Abklärung von Suizidalität sind zu empfehlen. Diese auszuwählen, ist noch offen. • Schriftliche Behandlungsvereinbarungen für den Krisenfall (Krisenplan) auf freiwilliger Basis sind eher dann vorteilhaft, wenn wiederholt Krisen eintreten und wenn der Patient das Gefühl hat, seine Bedürfnisse in der Krise gut antizipieren zu können. Sie sollten gemeinsam mit p-FA und/oder p-BP erstellt werden.	
Literatur	Gensichen et al. 2009; Sikorski et al. 2010; Lehmann et al. 2010	

Psychoedukative Intervention (PEI)		I8
Wer	Verordnung: p-FA Erbringer: qualifizierte Person, z. B. p-BP (entsprechende Ausbildung zur Durchführung der manualbasierten PEI unter Nutzung standardisierter Materialien)	
Voraussetzungen	alle Patienten, die gesundheitlich dazu in der Lage sind und noch keine PEI erhalten haben	
Ort	Gruppentherapieraum (z. B. in den Räumen des p-FA oder des p-BPs)	
Zeit	• Frist: sobald wie möglich nach Aufnahme (A1–A4) • Dauer abhängig von dem verwendeten Manual: ca. 8–12 Sitzungen	
Aufgaben	• PEI in geschlossener Gruppe mit 8–12 Teilnehmern • in schwierigen Fällen: psychoedukative Intervention als Einzelsitzung	

I8	Psychoedukative Intervention (PEI)
	• Aufgaben entsprechend PEI-Manual • nach PEI: bei Interesse Entwicklung einer Selbsthilfegruppe (sozialer Kontakt, Peer-to-Peer-Hilfe) – Schaffung der notwendigen Gruppenstrukturen und organisatorische Klärung im Rahmen der PEI-Stunden
Aufwand	• entsprechend PEI-Manual plus Vor- und Nachbereitungszeit • Unterstützung beim Aufbau einer Selbsthilfegruppe: 1h • Regiekosten (z.B. Kosten für Getränke, Gebäck)
Daten	Dokumentation patientenbezogen: psychoedukative Intervention (stattgefunden: ja/nein)
Anmerkungen	Mögliche PEI-Materialien: Herrle und Kühner 1994; Pitschel-Walz et al. 2003; Schaub et al. 2006; Deutsches Bündnis gegen Depression e.V. und Techniker Krankenkasse 2010

I9	Angehörigenarbeit und Umfeldbegleitung
Wer	Verordnung: p-FA Erbringer primär: p-BP, p-FA, PT
Voraussetzungen	• Zustimmung und i.d.R. Anwesenheit des Patienten • Bedarf
Ort	• Angehörigen-psychoedukative Intervention (Angehörigen-PEI): Gruppentherapieraum • Konfliktklärung bei Bedarf aufsuchend • Praxisräume der Leistungsanbieter
Zeit	• Angehörigen-PEI möglichst kurz nach Aufnahme (optimal zeitgleich/zeitnah zur Patientengruppe) • zeitnahe Klärung bei Problemen in Familie bzw. Umfeld
Aufgaben	*p-FA:* bei Bedarf Angehörigengespräche im Rahmen der psychiatrischen Behandlung (I1) *PT:* bei Bedarf Angehörigengespräche im Rahmen der Psychotherapie (I3) *p-BP:* • in Anwesenheit des Patienten Erhebung der Fremdanamnese (bei Bedarf) und Angehörigengespräch im Laufe der ersten aufsuchenden Kontakte im Rahmen der kontinuierlichen Begleitung (I6) • Konfliktklärung im Umfeld: bei Patientenwunsch und in Anwesenheit des Patienten • Familiengespräche zur Beratung und Klärung familiärer krankheitsbedingter Konflikte • bei Bedarf und Patientenwunsch: gemeinsam mit Patienten und ggf. weiteren Angehörigen Aufklärung über die Erkrankung und Gespräch mit Kindern • Abklären des Unterstützungsbedarfs minderjähriger Kinder und Hilfe bei der Organisation von Unterstützungsangeboten (z.B. Hausaufgabenhilfe, Haushaltshilfe, spezielle Angebote für Kinder psychisch kranker Eltern, Schulpsychologen, Jugendhilfe etc.) • Aushändigen von Kontaktinformationen: Ansprechpartner in Krisensituationen (z.B. Krisentelefon [K1]) *Erbringer der psychoedukativen Intervention (I7):* Angehörigen-PEI: Gruppen-PEI mit dem Ziel der Entlastung der Angehörigen und der Förderung ihres protektiven Potenzials, ggf. Überleitung der PEI-Gruppen in regionale Angehörigen-Selbsthilfegruppen

Angehörigenarbeit und Umfeldbegleitung		I9
Aufwand	• Fremdanamnese (bei Bedarf): 1 × 20 min • Angehörigen-PEI: entsprechend PEI-Manual • Unterstützung beim Aufbau einer Selbsthilfegruppe: 1 h • Konfliktklärung im Umfeld: nach Bedarf bis 30 min pro Termin • Anderes bereits enthalten in der psychiatrischen Behandlung (I1), der Psychotherapie (I3) oder der kontinuierlichen Begleitung durch den p-BP (I6)	
Daten	• Dokumentation: Familiengespräch mit p-FA (stattgefunden: ja/nein), Angehörigen-PEI (teilgenommen: ja/nein) • bei Konfliktklärung Bericht über getroffene Absprachen • bei Bedarf Fremdanamnese (ggf. Weiterleitung an p-FA)	
Implementierungshinweise und -barrieren	• Weitere niedrigschwellige Kontaktmöglichkeiten Angehöriger wären auf Wunsch und mit Einverständnis des Patienten anzubieten (z.B. zum p-BP, zum p-FA), evtl. zusätzlich vergütet; evtl. z.B. Kurzkontakte (wenige Minuten) vor oder nach dem Patiententermin beim p-FA oder telefonische Kontakte. • Angehörige sind auf Angehörigen-Selbsthilfegruppen der Region hinzuweisen, auch bei keiner Teilnahme an Angehörigen-PEI. • Angehörigeninformation: http://www.patienten-information.de/mdb/downloads/wartezimmerinformation/aezq-version-der-patienten¬information-depression-fuer-angehoerige.pdf	
Literatur	Schmid et al. 2003; Bundesministerium für Gesundheit 2006	

Umgang mit dem Beruf		I10
Wer	Verordnung: p-FA, p-BP Erbringer primär: p-BP, p-FA	
Voraussetzungen	für alle Patienten, die nicht bereits das Berufsleben abgeschlossen haben (auch Schüler, Auszubildende, Studenten, Arbeitssuchende)	
Ort	Praxisräume der Leistungsanbieter, aufsuchend	
Zeit	• Facharzt: Exploration im Rahmen von A1 und während der psychiatrischen Behandlung (I1) • p-BP: frühzeitig (im Rahmen der ersten 3 Treffen des Moduls I6, anschließend bedarfsorientiert bei regelmäßiger Exploration) • zeitnahe Klärung von beruflichen Problemen	
Aufgaben	*p-FA:* Exploration der Arbeitssituation und »krankheitsbedingter Leistungsminderung und Anforderung des Arbeitsplatzes« mit evtl. Arbeitsunfähigkeitsschreibung im Rahmen des fachärzlichen Eingangsassessments (A1) sowie während der psychiatrischen Behandlung (I1) (► Abb. 7) *p-BP:* • Exploration der Arbeitssituation und Klärung des berufsbezogenen Unterstützungsbedarfs • Ansprechen des eigenen Umgangs mit der Erkrankung am Arbeitsplatz (z.B. Für und Wider einer Offenlegung der Erkrankung gegenüber Kollegen und/oder Vorgesetztem) • Besprechen der Auswirkungen der Depression auf die Arbeit und die Arbeitsleistung (z.B. Aufmerksamkeits- und Antriebsstörungen) und von protektiven sowie aversiven Faktoren der Arbeit für die Erkrankung und die Lebensqualität • Besprechen von (Termin-)Konflikten zwischen Behandlungsplan und Arbeitstätigkeit sowie möglicher Lösungen • Unterstützung bei der Arbeitssuche bei aktuell arbeitslosen Patienten (z.B. ggf. Behördengänge)	

29

I10	Umgang mit dem Beruf
	• bei Bedarf Unterstützung bei der Wiederaufnahme von Arbeitstätigkeit nach Arbeitsunfähigkeit (z. B. Reduktion arbeitsplatzbezogener Stressoren, Analyse eigener Ressourcen) • bei Bedarf Unterstützung bei der beruflichen Orientierung (Berufswahl) oder Umorientierung und Anregung zur Berufsberatung (unbedingt bei Patienten, die sich in Übergangssituationen befinden, z. B. Schulabschluss) • bei Bedarf Vermittlung zum Integrationsfachdienst, zum Betriebsarzt oder anderen Anlaufstellen; bei Bedarf und Patientenwunsch Teilnahme des p-BP am betrieblichen Wiedereingliederungsmanagement • ggf. Nutzung testdiagnostischer Verfahren (z. B. AVEM – Arbeitsbezogene Verhaltens- und Erlebensmuster) • ggf. Initiierung der stufenweisen Wiedereingliederung (I11) • ggf. Initiierung der Integration in weitere Angebote (I12, z. B. Krankengeldfallmanager)
Aufwand	• 45 min pro Termin • Teilnahme am betrieblichen Wiedereingliederungsmanagement: ca. 60 min pro Termin • anderes bereits enthalten in A1, I1 und I6
Daten	bei Konfliktklärung und Teilnahme am betrieblichen Wiedereingliederungsmanagement: schriftliche Einverständniserklärung des Patienten (Entbindung Schweigepflicht)
Anmerkungen	Internationale Modelle wie Teilzeitkrankschreibungen sind bedenkenswert.
Implementierungshinweis	Die Zusammenarbeit der p-BP mit Krankengeld-Fallmanager der Krankenkasse zur Verhinderung von Langzeitarbeitsunfähigkeit setzt entsprechendes patientenzentriertes Angebot voraus (z. B. AOK).
Literatur	Unger 2007; Wang et al. 2007 Testdiagnostische Verfahren: Koch et al. 2007 Krankengeldfallmanagement: Popken 2007

I11	Unterstützung im Rahmen der stufenweisen Wiedereingliederung
Wer	Verordnung: Patient, p-FA, Arbeitgeber, Rehabilitationsträger Erbringer primär: p-FA, Betriebsarzt, psychiatrische Bezugspflegekraft
Voraussetzungen	• Patienten mit längerer Arbeitsunfähigkeit (und vorbestehender Arbeitstätigkeit) • Zustimmung des Patienten und des Arbeitgebers • Maßnahme wird aus medizinischer Sicht befürwortet
Ort	i. d. R. in den Räumen von p-FA bzw. p-BP
Zeit	• Dauer: i. d. R. 6 Wochen bis 6 Monate • Termine in den ersten 4 Wochen mind. alle 10 Tage, anschließend längere Intervalle möglich • orientiert am Wiedereingliederungsplan und an Kooperationsmöglichkeiten mit Betriebsarzt: jeweils ärztlicher Termin innerhalb von 10 Tagen nach Übergang in eine neue Stufe
Aufgaben	*p-FA:* • ggf. Initiierung des Moduls und Information/Aufklärung über die stufenweise Wiedereingliederung • fachpsychiatrische Beurteilung des Leistungsvermögens des Patienten und kontinuierliche Überprüfung von gesundheitlichen Auswirkungen einer Arbeitsaufnahme

Unterstützung im Rahmen der stufenweisen Wiedereingliederung	I11

- Erstellen und ggf. Modifizieren eines individuell angepassten Wiedereingliederungsplans unter Berücksichtigung von:
  - betrieblichen Bedingungen und Anfahrtswegen (in Kooperation mit dem Patienten und ggf. der psychiatrischen Bezugspflegekraft, dem Betriebsarzt und weiteren relevanten Akteuren)
  - Festlegung des Endes der Arbeitsunfähigkeit
- wenn vom Patienten gewünscht: Ermittlung des Bedarfs nach Kooperation und Absprachen mit dem Betriebsarzt, der Sozialberatung, dem Vorgesetzten, der Personalabteilung, des Personal- oder Betriebsrats oder weiterer Akteuren und ggf. anschließendem Informationsaustausch und Zusammenarbeit mit diesen (nach schriftlichem Einverständnis und in Anwesenheit des Patienten)
- Falls die stufenweise Wiedereingliederung nicht erfolgreich ist: ggf. Initiierung des Moduls Integration in weitere Angebote (I12; z. B. Leistungen zur Teilhabe am Arbeitsleben)

p-BP:

- ggf. Information und Aufklärung über die stufenweise Wiedereingliederung
- Monitoring und Rücksprache mit p-FA im Rahmen der Behandlungskonferenzen (KQ1)
- in Abstimmung mit dem p-FA: wenn vom Patienten gewünscht, Ermittlung des Bedarfs nach Kooperation und Absprachen mit dem Betriebsarzt, der Sozialberatung, dem Vorgesetzten, der Personalabteilung, des Personal- oder Betriebsrats oder weiterer Akteuren und ggf. anschließender Informationsaustausch und Zusammenarbeit mit diesen (nach schriftlicher Einwilligung und in Anwesenheit des Patienten)
- bei Bedarf und wenn vom Patienten gewünscht: Identifikation von betrieblichen Belastungsfaktoren und Veränderungspotenzialen (evtl. auch in Kooperation mit Mitarbeitern des Betriebs), (nochmaliges) Besprechen von Frühwarnzeichen
- Falls die stufenweise Wiedereingliederung nicht erfolgreich ist: ggf. Initiierung von und Aufklärung über das Modul Integration in weitere Angebote (I12)

Aufwand	Aufwand in Modul I1 und Modul I6 bereits enthalten
Daten	• Wiedereingliederungsplan • schriftliche Einverständniserklärung (Entbindung Schweigepflicht)
Literatur	Bundesarbeitsgemeinschaft für Rehabilitation 2004; Hommelsen 2006

Integration in weitere Versorgungsangebote (komplementär, rehabilitativ)	I12

Wer	Verordnung/Erbringer primär: p-FA und p-BP
Voraussetzungen	• Unterstützung in spezifischem Bereich (z. B. Arbeit) ist angezeigt (nieder- und hochschwellig) *oder* • Patient benötigt mehr Alltagshilfe, kann mit p-BP allein den Alltag nicht bewältigen (Integration in hochschwellige Versorgungsangebote ist angezeigt)
Ort	variabel: Räume von z. B. p-FA oder p-BP, aufsuchend oder in den Einrichtungen der entsprechenden Leistungsanbieter
Zeit	kurzfristig, wenn sich entsprechender Versorgungsbedarf abzeichnet
Aufgaben	• Integration in Selbsthilfeangebote (s. a. psychoedukative Intervention [I7]) • Integration in ergotherapeutische oder soziotherapeutische Maßnahmen

31

I12	Integration in weitere Versorgungsangebote (komplementär, rehabilitativ)
	• Integration in weitere adäquate Angebote (z. B. Krankengeldfallmanager, Onlineangebote) • Integration in geeignete berufliche und/oder medizinische Rehabilitationsangebote • Sicherstellung der frühzeitigen Integration komplementärer Versorgungsangebote in den Gesamtbehandlungsplan • ggf. Nutzung der Hilfeplankonferenz und Einbindung des SpDi • Auswahl geeigneter Angebote in Absprache mit dem Patienten • bei Bedarf Überleitung in die Institution • Kooperation inkl. Informationsaustausch mit den Anbietern der jeweiligen Einrichtungen durch p-FA sowie ggf. persönlich durch p-BP (mit Einverständnis des Patienten) • Überprüfung des bestehenden und des gedeckten Unterstützungsbedarfs im Rahmen der psychiatrischen Behandlung, der Psychotherapie und der kontinuierlichen Begleitung der p-BPs (I1, I3, I6)
Aufwand	• Integration in hochschwellige Angebote: Kennenlernen des Angebots und der Institution: ca. 1 h, Aufnahme in die Institution und bei Patientenwunsch Absprachen mit Leistungsanbietern: ca. 2 h • Auswahl der Institutionen oder Leistungsanbieter im Rahmen der kontinuierlichen Begleitung durch die psychiatrische Bezugspflegekraft (s. I6)
Daten	• Maßnahmenplan • ggf. schriftliche Einverständniserklärung (Entbindung Schweigepflicht) • ggf. Arztbrief
Implementierungshinweise	• Bei der Integration in berufliche Rehabilitationsmaßnahmen ist zu beachten, dass unterstützter Beschäftigung gegenüber ähnlichen Angeboten wie Arbeitstherapie, beruflichen Trainingszentren etc. der Vorzug zu geben ist. • Ambulante Angebote sind gegenüber stationären und teilstationären Aufnahmen zu bevorzugen. Mögliche Verschiebungen und Kostenverlagerungen in den rehabilitativen Bereich bzw. die Frage, inwieweit die Reduktion von stationären psychiatrischen Aufenthalten einen Anstieg von Aufnahmen in psychosomatischen Rehabilitationskliniken zur Folge hat, sind an dieser Stelle zu bedenken und zu prüfen. • Es bietet sich die Möglichkeit, dass psychiatrische Bezugspflegekräfte kostenträgerübergreifende Leistungen erbringen und ergänzend Rehafallmanagement in das Leistungsspektrum integriert wird, falls Vertragsvereinbarungen mit den entsprechenden Kostenträgern möglich sind (Guldin 2008). • Bei der Auswahl geeigneter Angebote kann die Informationsbroschüre regionaler Leistungsanbieter hilfreich sein (KQ6).
Literatur	Reuster 2006; Popken 2007; Schene et al. 2007; Blume und Hegerl 2008

I13	Nachsorge und Entlassung aus dem ambulanten Versorgungssystem
Wer	Verordnung: p-FA Erbringer: p-BP
Voraussetzungen	• Remission (Patient erfüllt nicht mehr die Kriterien für eine Major Depression nach PHQ-9 und die Einschränkungen in der Alltagsfunktionalität sind soweit verbessert, dass der Patient der kontinuierlichen Begleitung nicht mehr bedarf) • Bedarf zur Rückfallprophylaxe
Ort	Räume der p-BP oder telefonisch oder aufsuchend

Nachsorge und Entlassung aus dem ambulanten Versorgungssystem		I13
Zeit	• sehr niederfrequent über langfristigen Zeitraum (4–9 Monate) • telefonischer Kontakt: 1× pro Monat zu Beginn, Abstände sukzessive verlängern • bis zur Entlassung aus dem fachärztlich gesteuerten, ambulanten Versorgungssystem	
Aufgaben	• Kontaktaufnahme durch Patient, p-BP nimmt nur den Kontakt auf, wenn Patient sich in vereinbarten Zeiträumen nicht meldet • Verlaufskontrolle und Besprechen von Problemen • Besprechen der Abläufe bei und nach Beendigung der kontinuierlichen Begleitung durch den p-BP (I6) • ggf. Schaffen anderer Kontaktmöglichkeiten (z. B. Selbsthilfe) bzw. Unterstützen des Zugangs zu anderen Angeboten im Rahmen der Integration in weitere Versorgungsangebote (I12)	
Aufwand	max. 15 min pro Quartal	
Daten	Dokumentation: Nachsorge (stattgefunden: ja/nein), Entlassung (stattgefunden: ja/nein)	

Krisenintervention (K)

K1	**Krisentelefon**
Wer	Steuerung: p-FA in Kooperation mit Erbringern der psychiatrischen Bezugspflege (i. d. R. APP) Erbringer primär: p-BPs (Vordergrunddienst), p-FA (Hintergrunddienst) Erbringer sekundär: andere FÄ (Hintergrunddienst), wenn zu wenige p-FÄ
Voraussetzungen	• Selbst- und/oder Fremdgefährdungsrisiko • relevante Verschlechterung in Alltagsbewältigung
Ort	Örtlichkeiten des p-FA oder p-BP oder mobil
Zeit	Krisentelefon 24 Stunden verfügbar
Aufgaben	• erste Erfassung der Situation und Klärung, welche Maßnahmen eingeleitet werden (ggf. unter Zuhilfenahme des Krisenplans und in Rücksprache mit dem p-FA) • Veranlassung der angezeigten Maßnahmen (z. B. Krisenintervention durch die p-BP, durch den p-FA oder den Notarzt etc.) • Dokumentation und Weiterleitung an p-FA
Aufwand	• Bereitschaftsdienst • 15 min pro Fall
Daten	Dokumentation der Häufigkeit der Nutzung und der veranlassten Maßnahmen

K2	**Krisenintervention durch psychiatrische Bezugspflegekraft**
Wer	Erbringer: psychiatrische Bezugspflegekraft
Voraussetzungen	• Patient hat sich über das Krisentelefon gemeldet • Krise des Patienten wird im Rahmen der Durchführung eines anderen Moduls offenbar
Ort	• aufsuchend • i. d. R. in der Wohnung des Betroffenen
Zeit	• 60–120 min • Nachbehandlung im Rahmen der kontinuierlichen Begleitung durch die p-BP (I6)
Aufgaben	• Prüfung des aktuellen psychischen Zustands (insbesondere Diagnostik, Suizidalität), der Absprachefähigkeit (evtl. Schließen eines Non-Suizidvertrags) und der Umgebungsfaktoren des Patienten und ggf. Umsetzung des Krisenplans (s. Suizidprävention [I8]) • stützende Gespräche und wenn möglich Krisenklärung mit Patient, ggf. Vermittlung zu Umfeld (Angehörige, Nachbarn etc.) • Einbezug der Angehörigen in Krisenintervention, dazu ggf. beratende Gespräche mit Angehörigen (s. I9) • bei stationären Aufnahmen (K7): Besprechen von organisatorischen Schwierigkeiten und möglicher Lösungen (z. B. Kinderbetreuung), Klären der Begleitung durch p-BP in der Klinik mit dortigen Ärzten • enge Rücksprache mit dem diensthabenden FA • Koordination/Organisation ggf. notwendiger weiterer Behandlungsmodule (K3 ff.) • Dokumentation und Rückmeldung an p-FA
Aufwand	60–120 min (exkl. Anfahrt)
Daten	ggf. Non-Suizidvertrag

Ärztliche Krisenintervention		K3
Wer	Verordnung: p-FA, Notarzt, Hausarzt oder externer FA Erbringer primär: p-FA Erbringer sekundär: Notarzt, Hausarzt, externer FA	
Voraussetzungen	• Krisenintervention durch p-BP (K2) nicht ausreichend • drohende Eigen- und/oder Fremdgefährdung • falls Einweisung nach Unterbringungsgesetz notwendig wird	
Ort	in der Praxis oder aufsuchend	
Zeit	• sofortige psychiatrische Abklärung der Krise • Dauer: 60–120 min • zeitnahe Nachbehandlung im Rahmen der psychiatrischen Behandlung (I1)	

Aufgaben	• Kriseninterventionsgespräch mit Diagnostik und Beratung (ggf. unter Hinzuziehung Angehöriger) inkl. suizidpräventiver Maßnahmen (I8)
	• Koordination und Anpassung des Krisenbehandlungsplans:
	  – Indikationsstellung für Verdichtung der p-BP-Behandlung (I6) und Absprache mit p-BP
	  – Indikationsstellung und Überweisung für Rückzugsraum (K5) bzw. teilstationäre oder stationäre Krisenintervention (K6/K7)
	  – Anpassung der psychopharmakologischen Behandlung (K4) inkl. Anpassung der Bedarfsmedikation, die p-BP einsetzen kann
	• Rücknahme der Behandlungsverdichtung bei Besserung
	• Anpassung des Behandlungsplans und Nachbereitung der Krise mit dem Betroffenen zur Verbesserung von Bewältigungsstrategien für zukünftige Krisen im Rahmen der psychiatrischen Behandlung (I1)	

Aufwand	120 min	
Daten	• Befund • Krisenbehandlungsplan • verordnete Krisenmedikation • ggf. Arztbrief	
Implementierungshinweis	Entsprechende Vergütung und Lösungen für lange Fahrtzeiten und organisatorischen Aufwand (z. B. bei Unterbrechung der Sprechstunde) sind erforderlich.	

Medikamentöse Krisenintervention		K4
Wer	Verordnung: p-FA, Notarzt, Hausarzt oder externer FA Erbringer: p-FA, p-BP mit Anleitung des p-FA, Notarzt, Hausarzt, externer FA	
Voraussetzungen	im Rahmen der Krisenintervention K2 oder K3	
Ort	in der Praxis oder aufsuchend	
Zeit	sofort im Rahmen der Krisenintervention (K2 oder K3)	
Aufgaben	• Anpassen der Medikation gemäß S3-Leitlinie • ggf. Gabe von Bedarfsmedikation • Aufklären des Patienten, Monitoring der Wirkung und Nebenwirkung und der Compliance • falls p-BP vor Ort: enge Absprache mit p-FA	
Aufwand	10 min	
Daten	Dokumentation: verordnete Krisenmedikation, Dauer der Verordnung	

K5	**Rückzugsraum/Krisenpension**
Wer	Verordnung: p-FA oder p-BP gemeinsam mit dem Patienten Erbringer primär: p-BP Erbringer sekundär: komplementär-psychiatrische Einrichtungen
Voraussetzungen	• Patient in ambulanter Krisenintervention durch p-BP oder p-FA (K2 oder K3) • Patient mit psychosozialen Stressfaktoren im häuslichen Milieu
Ort	entsprechende Einrichtungen
Zeit	• je nach Öffnungszeiten der Einrichtung • maximale Dauer: 28 Tage • bei keiner Besserung nach 5 Tagen Klinikindikation (K6, K7)
Aufgaben	• Begleitung durch p-BP mit dem besonderen Ziel, die psychosozialen Stressfaktoren zu klären und Bewältigungsstrategien zu entwickeln • parallel dazu Begleitung durch p-FA oder PT
Aufwand	• Raumkosten • Personal im Hintergrund • Aufwand für p-BP-Betreuung in Rückzugsraum
Daten	Dokumentation Häufigkeit und Dauer der Inanspruchnahme
Implementierungs-hinweis	regionale Verfügbarkeit eines solchen Angebots
Literatur	Faulbaum-Decke und Thiede 2006; Zechert 2010

K6	**Teilstationäre Krisenintervention**
Wer	Verordnung: p-FA, Patient, Notarzt, Hausarzt etc. Erbringer primär: Leistungsanbieter mit Akuttagesklinik
Voraussetzungen	• Patient in ambulanter Krisenintervention durch p-BP oder p-FA (K2 oder K3) • ambulante Maßnahmen bis K5 nicht ausreichend
Ort	Akuttagesklinik
Zeit	Aufenthalt möglichst zeitlich klar begrenzt
Aufgaben	*Tagesklinik:* • Krisenintervention und psychiatrische Akutbehandlung lt. tagesklinischem Programm • Informationsaustausch zwischen Tagesklinik und p-FA (Arztbriefe) • bei Patientenwunsch: Kooperation mit p-BP *p-BP:* • bei Patientenwunsch: Begleitung durch den p-BP während des teilstationären Aufenthaltes und Kooperation zwischen p-BP und teilstationären Behandlern • ggf. Einholen einer Einverständniserklärung, um Kooperation zu ermöglichen • Begleiten der Entlassung durch p-BP (möglichst 1 Termin in der Woche vor Entlassung; Ermittlung des poststationären Unterstützungs- und Versorgungsbedarfs und entsprechende Anpassung des Behandlungsplans und Abstimmung des Entlassungstermins) • p-BP tauscht sich im Rahmen der Behandlungskonferenzen mit p-FA aus (KQ1) • Vermitteln eines p-FA-Termins spätestens 1 Woche nach Entlassung und Vereinbaren eines Termins mit dem p-BP spätestens 1 Tag nach Entlassung
Aufwand	• p-BP: 45–90 min/Woche • Klinikaufenthaltskosten

Teilstationäre Krisenintervention		**K6**
Daten	• Arztbriefe • aktueller Behandlungsplan • ggf. schriftliche Einverständniserklärung des Patienten (Entbindung Schweigepflicht) • Dokumentation: Wartezeit p-FA-Termin nach Entlassung (< / > 1 Woche)	
Implementie-rungshinweis	Ist in Ausnahmefällen eine Alternative, wenn vor Ort eine Akuttagesklinik vorhanden ist und die Gruppenangebote und tagesstrukturierende Angebote der Tagesklinik im Einzelfall sinnvoller sind als die Krisenintervention durch p-BP (K2) vor Ort. Es ist regional zu prüfen, inwieweit eine Tagesklinik als Akutangebot geeignet ist (Wartezeiten).	
Literatur	Deutsches Netzwerk für Qualitätsentwicklung in der Pflege (DNQP) 2009; Steffen et al. 2011	

Vollstationäre Krisenintervention		**K7**
Wer	Verordnung: p-FA , Patient, Notarzt, Hausarzt etc. Erbringer primär: psychiatrische Abteilungen und psychiatrische Krankenhäuser	
Voraussetzungen	• Entscheidung im Rahmen einer Krisenintervention (z. B. K1–3) • Maßnahmen bis K6 nicht ausreichend • Aufgaben der p-BP: abhängig von Patientenwunsch und Kooperationsmöglichkeiten mit stationären Behandlern	
Ort	psychiatrische Abteilungen und psychiatrische Krankenhäuser	
Zeit	Aufenthalt möglichst zeitlich klar begrenzt	
Aufgaben	*Klinik:* • Krisenintervention und psychiatrische Akutbehandlung • Informationsaustausch zwischen stationären Behandlern und p-FA (Arztbriefe) • bei Patientenwunsch: Kooperation mit p-BP *p-BP:* • bei Patientenwunsch: Begleitung durch den p-BP während des stationären Aufenthaltes und Kooperation zwischen p-BP und stationären Behandlern • ggf. Einholen einer Einverständniserklärung, um Kooperation zu ermöglichen • Begleiten der Entlassung durch p-BP (möglichst 1 Termin in der Woche vor Entlassung; Ermittlung des poststationären Unterstützungs- und Versorgungsbedarfs und entsprechende Anpassung des Behandlungsplans und Abstimmung des Entlassungstermins) • p-BP tauscht sich im Rahmen der Behandlungskonferenzen (KQ1) mit p-FA aus • Vermitteln eines p-FA-Termins spätestens 1 Woche nach Entlassung und Vereinbaren eines Termins mit dem p-BP spätestens 1 Tag nach Entlassung	
Aufwand	• p-BP: 45–90 min/Woche • Klinikaufenthaltskosten	
Daten	• Arztbriefe • aktueller Behandlungsplan • ggf. schriftliche Einverständniserklärung des Patienten (Entbindung Schweigepflicht) • Dokumentation: Wartezeit p-FA-Termin nach Entlassung (< / > 1 Woche)	
Literatur	Deutsches Netzwerk für Qualitätsentwicklung in der Pflege (DNQP) 2009; Steffen et al. 2011	

Kooperation und Qualitätssicherung (KQ)

KQ1	Behandlungskonferenzen
Wer	Initiator: p-FA Erbringer primär: möglichst alle beteiligten Akteure (s. u. a. I12), insbesondere p-FA, p-BP und PT
Voraussetzungen	–
Ort	• Praxis • z. T. telefonisch (insbesondere für Leistungserbringer, die nicht fest in das Versorgungssystem integriert sind, z. B. HA, externe PT)
Zeit	• kontinuierlich, in regelmäßig festgelegten Zeitabständen • Erstvorstellung neu aufgenommener Patienten innerhalb von 14 Tagen
Aufgaben	• Besprechung aller Patienten, die neu aufgenommen wurden, eine Krise durchlaufen (z. B. nach Krisenintervention K1–8) oder in deren Behandlung sich aus anderen Gründen ein Absprachebedarf ergeben hat (z. B. Fragen der PT zur Medikation) • Überprüfung und Anpassung des Behandlungsplans und der Behandlungsleistungen (insbesondere regelmäßige Evaluation des weiteren Behandlungsbedarfs) • Informationsaustausch und Koordination sämtlicher Leistungsmodule • Supervision
Aufwand	• 5 min pro Patient, gelegentlich ausführlichere Fallbesprechung • Häufigkeit bzw. Dauer der Behandlungskonferenzen abhängig von Anzahl der behandelten Patienten
Daten	Dokumentation (Behandlungskonferenz: Teilnehmer, Aufwand)
Implementierungshinweis	Die Inhalte der Behandlungskonferenz sollten in Absprache der Teilnehmer individuell festgelegt werden. Die Teilnahme an Behandlungskonferenzen sollte für Leistungserbringer, die nicht fest in dieses System integriert sind, erleichtert werden (z. B. telefonisch, gebündelt die jeweiligen Patienten zu Beginn oder Ende besprechen etc.).

KQ2	Konsiliar-, Beratungs- und Vernetzungsarbeit
Wer	Initiator: p-FA und Kostenträger/Managementgesellschaft Erbringer primär: p-FA Kooperationspartner: regionale Hausärzte, Betriebsärzte, nicht in das System fest eingebundene Psychotherapeuten u. a.
Voraussetzungen	Absprachen der regionalen FÄ, Koordination durch den Netzwerkmanager
Ort	• meist telefonisch (abgesehen von dem Erstkontakt) • ansonsten p-FA-Praxis oder Räume der Kooperationspartner
Zeit	nach IV-Implementierung
Aufgaben	• aktives Zugehen auf lokale Hausärzte und Betriebsärzte mit Angebot der Beratung bzw. der Konsiliartätigkeit in Bezug auf Patienten mit depressiven Erkrankungen (Kontaktdaten und ggf. telefonische Beratungssprechzeit mitteilen) • Informationsbroschüre für Haus-, Betriebsärzte, externe Psychotherapeuten etc. zu den regionalen Leistungsanbietern (s. Netzwerkaufgaben [KQ6]) • kontinuierlicher, niedrigschwelliger Ansprechpartner für die Kooperationspartner

Konsiliar-, Beratungs- und Vernetzungsarbeit		**KQ2**
Aufwand	• Vorbereitung/Bekanntmachung: abhängig von der Region, pro Kooperationspartner: 30 min • fortwährend: ca. 20 min pro Woche bei etwa 10 Kooperationspartnern	
Daten	Liste bestehender Kooperationsbeziehungen	
Implementierungsbarrieren bzw. -hinweise	• Hintergrund: Zur Unterstützung des Hausarztes ist eine unkomplizierte und systematische Zusammenarbeit wichtig. Ziel ist es Diagnostik und Indikationsstellung zu verbessern. Patienten, die fachärztlicher Versorgung bedürfen (Patienten mit schweren Depressionen in jedem Fall), sollten diese frühzeitig erhalten. • Kooperation mit Akteuren, die nicht unter »Aufgaben« genannt wurden, z. B. mit komplementären Anbietern, ist anzustreben, da diese mittelbar die Patientenversorgung unterstützen und die Leistungserbringer entlasten können; Bsp.: Einrichtung eines Referentenpools für Selbsthilfegruppen • Bei der Implementierung von Kooperationsbeziehungen müssen Kommunikationsregeln geschaffen werden (Erreichbarkeitszeiten, Wer gibt Informationen an wen und wann weiter?, Urlaubsvertretungen). • Persönliche Kontakte, wie z. B. auf gemeinsamen Weiterbildungen und Qualitätszirkel (z. B. KQ4, KQ5), erleichtern die Kooperation (▶ Kap. 3.3). Inwieweit regional die genannten gemeinsamen Plattformen existieren, sollte geprüft werden, da diese ebenfalls als Ausgangspunkte für die Implementierung des Moduls genutzt werden könnten.	

Qualitätsmanagement		**KQ3**
Wer	Initiator: Kostenträger/Managementgesellschaft Erbringer: Leistungserbringer des fachärztlich gesteuerten ambulanten Versorgungssystems (p-FA-Praxis, Psychotherapeut, p-BP) und Kostenträger	
Voraussetzungen	–	
Ort	–	
Zeit	• Bearbeitung von Beschwerden: kurzfristig bei Bedarf • Bericht einmal pro Halbjahr	
Aufgaben	*p-FA, PT und p-BP:* • Bearbeitung von Patienten- und Angehörigenbeschwerden sowie Beschwerden anderer Netzwerkpartner • Dokumentation von Qualitätsindikatoren (folgend abgekürzt mit QI: Vorliegen PHQ-9-Diagnostik und -Monitoring, Abklären von Suizidalität, Aufklärung, Vorliegen eines Behandlungsplans, Angehörigengespräch durchgeführt, psychoedukative Intervention durchgeführt, regelmäßige Behandlungskonferenzen, Wartezeit auf Psychotherapie, Wartezeit auf p-FA-Termin nach Klinikaufenthalt, Krankenhaustage) • Bericht an den Kostenträger *Kostenträger/Managementgesellschaft:* • Rückmeldung an die Leistungserbringer über QI in Form einer Benchmark-Analyse alle 6 Monate • Ansprechpartner bei Fragen und Problemen	
Aufwand	Datenpflege und -aufbereitung (Tagesordnung, zu bearbeitende Beschwerden, Anfragen etc.): 2–4 h/Quartal	

KQ3	**Qualitätsmanagement**
Daten	• Dokumentation von Beschwerden (von Patienten, Angehörigen oder anderen Leistungsanbietern) und ggf. der Lösung (s. KQ6) • Dokumentation des Ergebnisses der Analyse der QI
Anmerkungen	Es handelt sich hierbei um ad hoc im Rahmen der Erstellung des Behandlungspfads entwickelte QI. Ein endgültiges Set von QI ist noch zu definieren. Die Überarbeitung dieses Moduls im Rahmen der Aktualisierung des Behandlungspfads wird daher unbedingt empfohlen. Ein systematisches und standardisiertes Beschwerdemanagement ist zu empfehlen. Krankenhaustage werden aus Qualitätsgründen dokumentiert. Hierbei werden Akut- und Rehakliniken gleichgesetzt wegen möglicher Verlagerungseffekte.

KQ4	**Fort- und Weiterbildung**
Wer	Initiator: Kostenträger/Managementgesellschaft Erbringer: thematisch geeignete Experten Teilnehmer: FÄ, Psychotherapeuten, p-BPs, HÄ, SpDi, regionale komplementäre Leistungsanbieter, KHS-Ärzte, Notärzte und ggf. Vertretern der Kommune
Voraussetzungen	Leistungsanbieter des fachärztlich gesteuerten ambulanten Versorgungssystems oder Kooperationspartner
Ort	geeignete Räume (z.B. Praxisräume)
Zeit	• unmittelbar nach Implementierung des Behandlungspfads • anschließend abzustimmen mit anderen Weiter- und Fortbildungsangeboten
Aufgaben	• Fortbildung über die Inhalte des Behandlungspfads Depression • Fortbildung über die Möglichkeiten der Integrierten Versorgung (inkl. Eingangskriterien und Diagnostik) • weitere mögliche Fort- und Weiterbildungsinhalte: psychoedukative Intervention (I7), Interpersonelle Psychotherapie (I3), Einbezug berufsbezogener Aspekte (z.B. I10), Suizidprävention (I8), Telefontriage in der Krisenintervention (K1)
Aufwand	• Vorbereitung und Durchführung der Weiterbildung: 4 h • ggf. Raummiete • Teilnahme an Fortbildung erfolgt unentgeltlich
Daten	Dokumentation: Teilnehmer, Fort- und Weiterbildungsinhalte
Implementierungs-hinweis	CME-Punkte-Vergütung ist anzustreben

KQ5	**Arbeitskreis Qualitätssicherung**
Wer	Initiator: Kostenträger/Managementgesellschaft Erbringer: möglichst alle beteiligten Akteure, Patienten- und Angehörigenvertreter, Vertreter der Kommune
Voraussetzungen	Leistungsanbieter des fachärztlich gesteuerten ambulanten Versorgungssystems und Kooperationspartner
Ort	geeignete Räume
Zeit	mit weiteren Qualitätszirkeln abzustimmen, etwa halbjährlich

Arbeitskreis Qualitätssicherung		KQ5
Aufgaben	• Analyse und Optimierung der Zusammenarbeit im fachärztlich gesteuertem ambulanten Versorgungssystem und darüber hinaus • Diskussion von allgemeinen Qualitätsproblemen • Besprechung des Umgangs mit besonders schwierigen Patienten • Diskussion der Ergebnisse der Qualitätssicherung (KQ3) • Erstellung von Programm und Ergebnisprotokoll durch zuvor festgelegten verantwortlichen Erbringer • Weiterleitung des Ergebnisprotokolls an den Kostenträger	
Aufwand	• Vorbereitung ca. 1 h, Durchführung ca. 2 h • ggf. Raummiete sowie Aufwandsentschädigung für Teilnahme und Teilnahmebescheinigung	
Daten	Ergebnisprotokoll	
Implementierungs-hinweis	Idealerweise sollten die Arbeitskreise berufsgruppenübergreifend stattfinden. Abweichungen davon sind bei der Implementierung denkbar.	

Netzwerkaufgaben		KQ6
Wer	Initiator/Erbringer: Kostenträger/Managementgesellschaft	
Voraussetzungen	ggf. Abstimmung mit Psychiatriekoordinator	
Ort	–	
Zeit	nach IV-Implementierung	
Aufgaben	• Erstellung eines Verzeichnisses regionaler Leistungsanbieter und regelmäßige Aktualisierung (Kontaktdaten, Sprechzeiten, ggf. Spezialisierungen von FÄ, Psychotherapeuten, APPs, Rückzugsräume, Kliniken, Selbsthilfegruppen, komplementäre und rehabilitative Angebote etc.) • Aushändigen der Broschüren an IV-Leistungsanbieter (p-FA, p-BP, PT) und evtl. Kooperationspartner (Hausärzte, Betriebsärzte) • regelmäßige Aktualisierung dieser Informationen (Bereitstellung neuer Versionen über IT-System, Internet oder per Mail möglich) • Unterstützung der FÄ innerhalb des Moduls Konsiliar- und Vernetzungsarbeit (KQ2) • Organisation von Weiterbildungen und ggf. des Arbeitskreises Qualitätssicherung (KQ4 und 5) • Aushändigen von unabhängigen Patienten- und Angehörigeninformationen (Behandlungsplan [A3]) an alle p-FA-Praxen	
Aufwand	• abhängig von den regionalen Gegebenheiten und den bereits vorliegenden Informationen • erstmalig: 40 h • fortwährende Prüfung: halbjährlich, 4 h	
Daten	Informationsbroschüre regionaler Leistungsanbieter	
Anmerkungen	Empfohlene Inhalte der Informationsbroschüre: • Ansprechpartner in Krisensituationen sollten unbedingt enthalten sein • für Patienten mit Migrationshintergrund: fremdsprachige Angebote • Angebote für Kinder psychisch kranker Eltern • Einige regionsunabhängige Informationen (z. B. Onlinetherapie, Bibliotherapie) könnten integriert werden (z. B. http://¬ www.diskussionsforum-depression.de/index.php?site=kndepr¬ ession)	

4.2 Übersicht über das IV-System

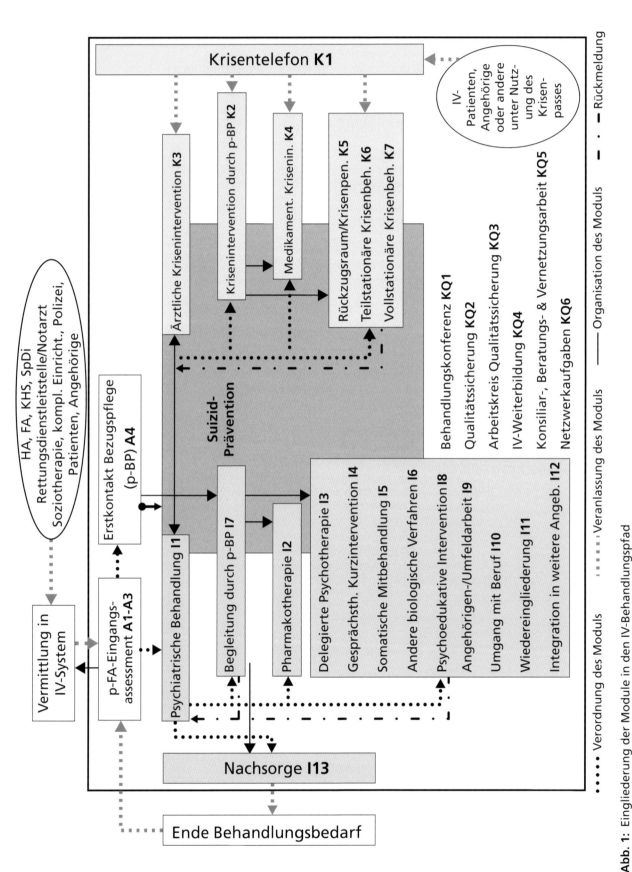

Abb. 1: Eingliederung der Module in den IV-Behandlungspfad
APP = ambulant psychiatrische Pflege, p-FA = psychiatr. Facharzt, HA = Hausarzt, KHS = Krankenhaus, SpDi = Sozialpsych. Dienst, p-BP = psychiatrische Bezugspflege

Legende zu den Abbildungen 2 bis 7

Diagnose

Entscheidungspunkte

Diagnostische und therapeutische
Maßnahmen

Logische Abfolge

Evidenzgrad A

Evidenzgrad B

Evidenzgrad C

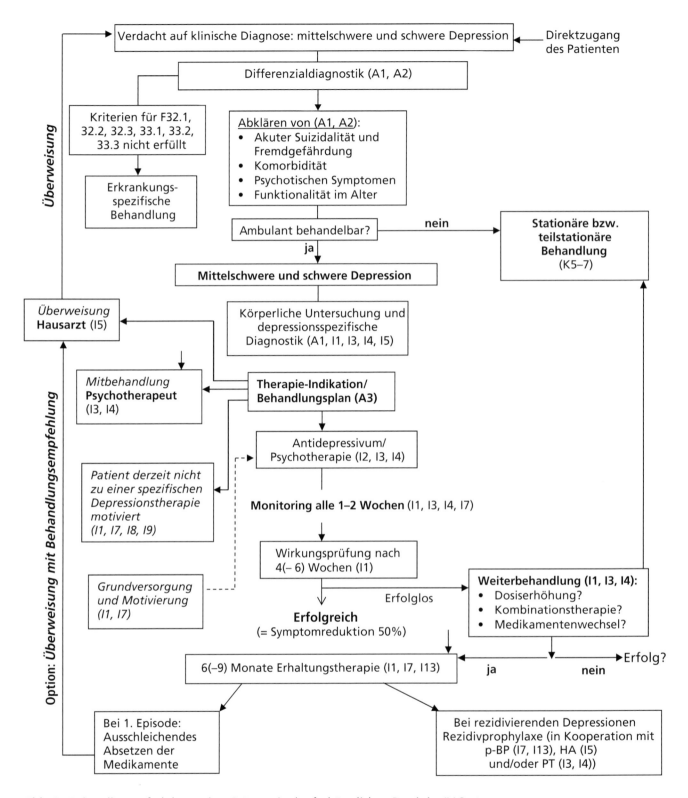

Abb. 2: Behandlungspfad depressiver Störung in der fachärztlichen Praxis im IV-System (angelehnt an DGPPN 2009, S. 89)

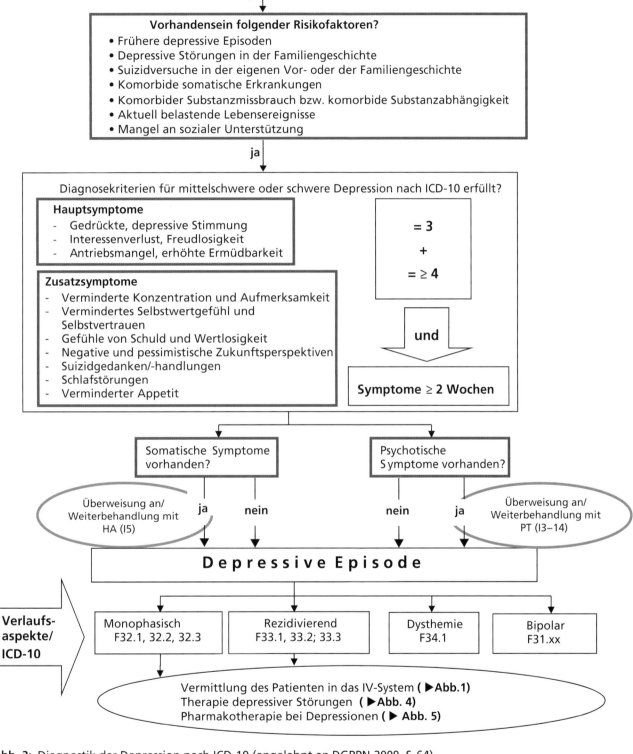

Abb. 3: Diagnostik der Depression nach ICD-10 (angelehnt an DGPPN 2009, S. 64)

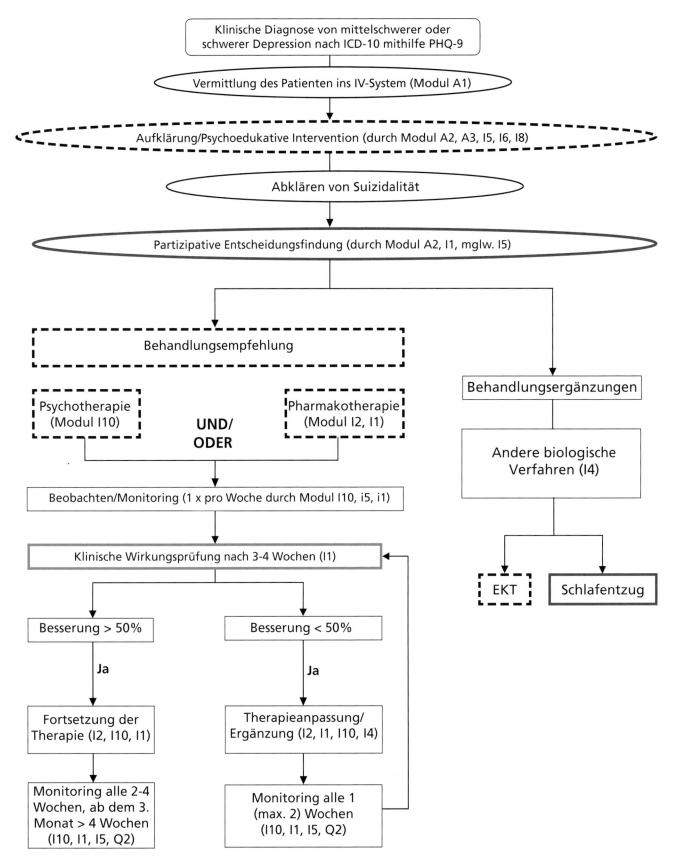

Abb. 4: Therapie depressiver Störung (angelehnt an DGPPN 2009, S.89)

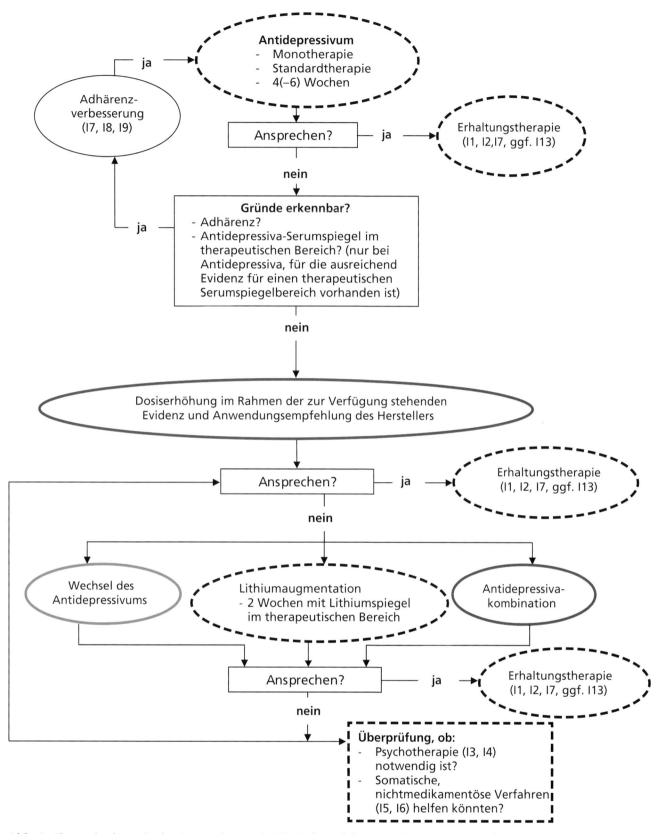

Abb. 5: Pharmakotherapie der Depression nach ICD-10 (angelehnt an DGPPN 2009, S. 193)

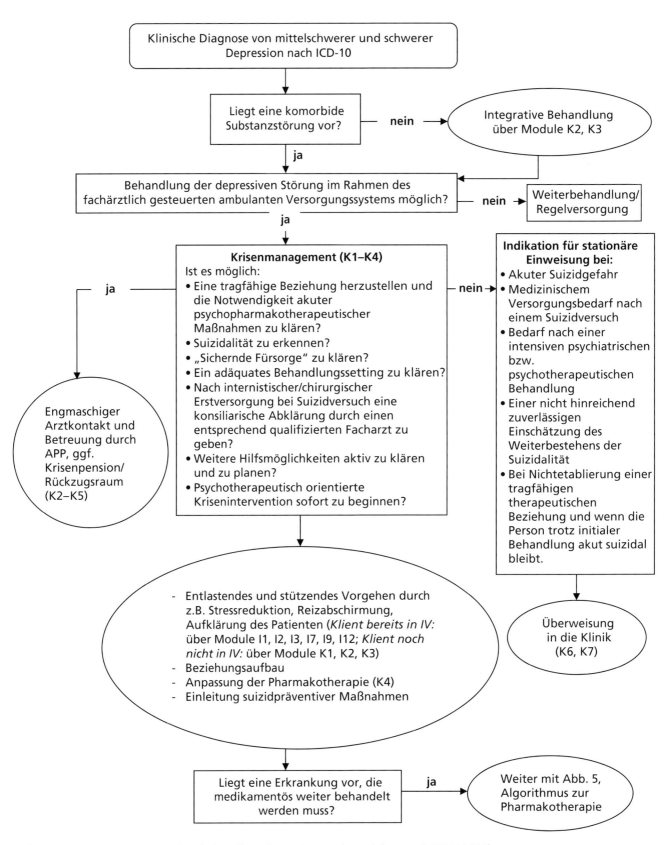

Abb. 6: Krisenmanagement/Krisenbehandlung im IV-System (angelehnt an DGPPN 2009)

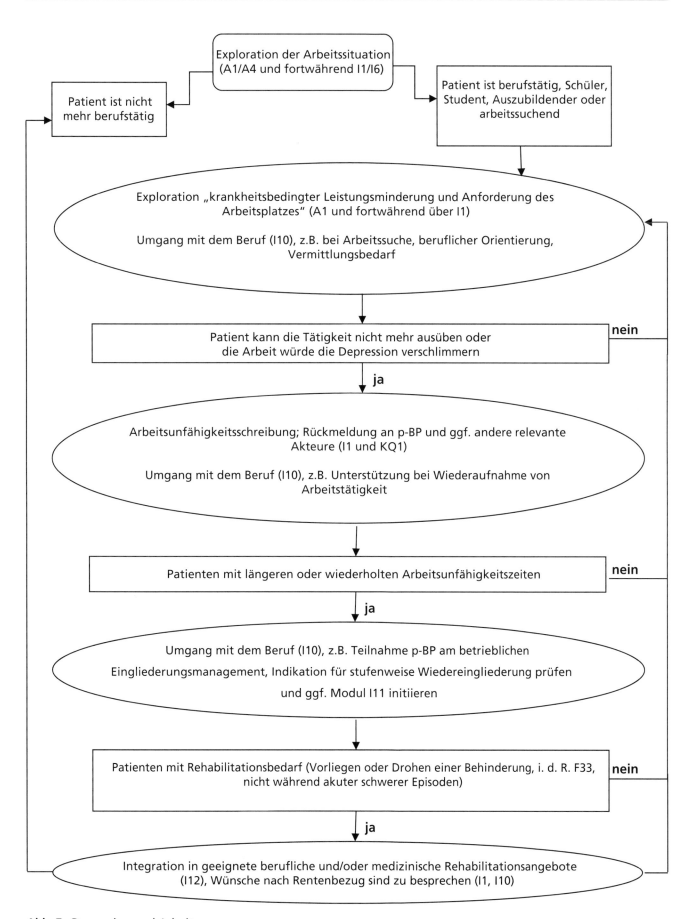

Abb. 7: Depression und Arbeit

5 Implementierung des Behandlungspfads und Ausblick

Implementierungshinweise

Der vorliegende Behandlungspfad Depression ist einer der ersten Pfade für die ambulante psychiatrische Versorgung. Er soll helfen, evidenzbasierte diagnostische und therapeutische Bausteine zu implementieren, wie sie auch in der S3-Leitlinie Depression beschrieben werden, und bestehende Schwierigkeiten in Versorgungsstrukturen abzubauen. Darüber hinaus kann er Grundlage für Verträge im Rahmen von strukturierten Versorgungsmodellen wie z. B. der Integrierten Versorgung nach §140a–d sein.

Implementierung bedeutet, die Inhalte des Behandlungspfads in individuelles Handeln in der alltäglichen Versorgungspraxis zu transferieren (Kirchner et al. 2003). Sie verlangt daher die Veränderung von Routinen. Bisherige Erfahrungen mit Leitlinien und Behandlungspfaden weisen auf eine Reihe von Faktoren hin, die zur erfolgreichen Umsetzung beitragen. Diese reichen vom Entwicklungsprozess des Behandlungspfads über das Verhältnis von Kosten und Nutzen für die Akteure bis hin zur Durchführung von begleitender Evaluation.

Ownership Bei der Erstellung eines Behandlungspfads müssen zwei für die erfolgreiche Implementierung wichtige Faktoren beachtet werden: »Ownership« und Passung des Pfads für die regionalen Rahmenbedingungen (Kirschner et al. 2007; Dick et al. 2006). Identifikation und die Übernahme von Verantwortung (»Ownership«) werden gestärkt, wenn der ambulante Behandlungspfad unter maßgeblicher Beteiligung der regionalen Akteure (Ärzte und andere beteiligte Professionen) entwickelt wird, analog zu klinischen Behandlungspfaden in stationären Settings. Um dem wissenschaftlichen Anspruch gerecht zu werden, wurde der vorliegende Pfad extern an einer Universität erstellt, doch wurden in der Region tätige Ärzte in die Befragung im Rahmen der Ist- und Soll-Analysen und in die Konsentierung mit einbezogen. Was die Berücksichtigung der regionalen Rahmenbedingungen bei der Pfadentwicklung betrifft, so ist der Behandlungspfad Depression für die Versorgung in den ländlichen Regionen Niedersachsens konzipiert und greift dabei auf Erfahrungen mit dem in derselben Region bereits implementierten Behandlungspfad für die Versorgung von an Schizophrenie Erkrankten zurück. Kooperationsbeziehungen zwischen verschiedenen Leistungserbringern als zentrales Charakteristikum des Depressionspfads sind durch diesen Hintergrund lokal bereits gut etabliert (z. B. zwischen dem Facharzt und der ambulanten psychiatrischen Pflege).

Barrieren Zeit und Geld Zwei der wichtigsten Barrieren bei der Erstellung und Umsetzung von Behandlungspfaden sind der zeitliche und finanzielle Aufwand. Sie entstehen zum einen bei der Entwicklung des Pfads und bei der Initiierung der Kooperationsbeziehungen. Doch auch bei der Umsetzung der Behandlung gemäß des Pfads benötigen die Leistungserbringer Zeit für Kooperation, Dokumentation und Administration. Insbesondere in der Anfangsphase kann so aus der Perspektive der Ärzte der Aufwand subjektiv den Nutzen überwiegen und den Erfolg des Modells gefährden. Viele Leistungserbringer, v. a. die Fachärzte, geben bereits jetzt Zeitmangel und eine hohe Auslastung bzw. Überlastung an. Im Falle des vorliegenden Behandlungspfads werden die Leistungserbringer entlastet, indem eine Managementgesellschaft, d. h. ein externer professioneller Partner, als Initiator und Organisator der kooperativen Behandlung fungiert. Diese Managementgesellschaft handelt unter anderem Verträge mit Krankenkassen aus, stellt Informationen und Kontakte zu potenziellen Mitbehandlern bereit und veranlasst Weiterbildungsveranstaltungen.

Nicht zuletzt muss ein erfolgreicher Behandlungspfad nicht nur für die Leistungserbringer praktikabel und lukrativ sein, sondern auch spürbare Qualitätsverbesserungen für die Patienten mit sich bringen, um nachgefragt zu werden. Das zentrale Element des Behandlungspfads Depression, das Case Management (psychiatrische Bezugspflege), adressiert beide Probleme – die Entlastung der Fachärzte wie auch die Steigerung von Qualität und Transparenz für Patienten. Es wird im konkreten Fall Niedersachsens meist durch die ambulante psychiatrische Pflege übernommen, setzt jedoch generell das Vorhandensein entsprechender Personalkapazitäten in der Region voraus. Der Behandlungspfad sieht vor, die Intensität des Case Managements dem Unterstützungsbedarf des einzelnen Patienten anzupassen. Dies, gemeinsam mit der individuell zugeschnittenen Modulwahl, soll der hohen Komplexität und interindividuellen Variabilität einer psychiatrischen Erkrankung wie der Depression gerecht werden, welche oft als prinzipielles Hindernis für die Erstellung psychiatrischer Behandlungspfade gesehen wird (Godemann et al. 2010).

Case Management

Um die Inhalte des Pfads in der Versorgungspraxis umzusetzen, reicht die passive Dissemination dieser Inhalte (hier z.B. als Vertragsanhang für die Leistungsanbieter) nicht aus (Koitka 2010). Eine kombinierte Strategie, wie sie auch aus der Implementierung von Leitlinien bekannt ist, ist erforderlich. Dazu gehören edukative, finanzielle, organisatorische und regulative Elemente (Kirchner et al. 2003; Selbmann und Kopp 2005).

Beispiele für edukative Elemente sind die im Behandlungspfad festgeschriebenen Module KQ4 und KQ5 (Weiterbildung und Arbeitskreis Qualitätssicherung). Darüber hinaus werden wichtige Pfadinhalte in Form von Algorithmen visualisiert und dienen so den Leistungsanbietern als Praxishilfen. Edukation und die Rückmeldung von Ergebnissen erscheinen auch als erfolgversprechende Ansätze bezüglich des Einsatzes von standardisierten diagnostischen und Monitoring-Instrumenten. Bisher werden diese selten verwendet (Bermejo et al. 2008) und stoßen, wie die Experteninterviews aufdeckten, auf Vorbehalte. Überzeugende Argumente für den Einsatz von Instrumenten ergaben sich aus den Befragungen: die Nachvollziehbarkeit der Diagnose, die Erleichterung der Indikationsstellung, die Bereitstellung von Zeit und Anknüpfungspunkten für das eigentliche ärztliche Gespräch und die Möglichkeit, z.B. Monitoring-Aufgaben an Praxismitarbeiter und psychiatrische Bezugspflegekräfte zu übertragen.

Edukative Elemente

Weiterhin gehören finanzielle Elemente, d.h. ein entsprechendes Vergütungssystem, zu einer erfolgreichen Implementierungsstrategie. Gezielte monetäre Anreize für pfadtreues Verhalten verstärken edukative Ansätze, die auf die Wissens- und Einstellungsebene der Adressaten abzielen. Dies betrifft insbesondere die Dokumentation der Behandlung sowie die Vernetzungs- und Konsiliartätigkeiten innerhalb des Moduls KQ2. Auch für Psychotherapeuten, die Netzwerkpartner werden, sind spezielle Anreize sinnvoll, z.B. für die Behandlung schwerer oder komplizierter Fälle, für kurze Wartezeiten, verkürzte Therapiedauern und für Therapieformen jenseits der Einzeltherapie.

Finanzielle Elemente

Organisatorische und regulative Elemente, die zur Umsetzung des Behandlungspfads erforderlich sind, betreffen Strukturen und Management (Koitka 2010; Selbmann und Kopp 2005; Kirchner et al. 2003; Schultz und Bogenstahl 2009). Wirksame Strategien sind zum einen die Entwicklung eines computergestützten Dokumentations- und Informationssystems und darin integrierter Erinnerungssysteme. Netzwerkmanager bzw. Kostenträger beobachten anhand der Dokumentations- und Routinedaten die Umsetzung des Behandlungspfads und sollten den Praxen zeitnahe individuelle Rückmeldungen zu Leistung und Benchmarking geben. Beschwerden von Nutzern werden systematisch ausgewertet. Leistungserbringer werden vor Ort und telefonisch durch Netzwerkmanager beraten und unterstützt. Die verbesserte horizontale und vertikale Vernetzung der Leistungserbringer bietet den Beteiligten zudem weitere Vorteile, die die Motivation bzw. die »Pfadadhärenz« stärken: Arbeitserleichterung, indem z.B. feste Ansprechpartner bekannt sind, sowie fachliche Absicherung und Qualitätsverbesserung durch Fallkonferenzen, Qualitätszirkel und Konsiliarien (Kirschner et al. 2007; Dick et al. 2006).

Organisatorische und regulative Elemente

Ein Großteil der an einer Depression Erkrankten sucht zunächst eine Hausarztpraxis auf. Aus diesem Grund sollten Hausärzte in ihrer Zuweisungsfunktion für den facharztzentrierten Behandlungspfad und als Mitbehandler mitgedacht werden, auch wenn sie nicht integraler Bestandteil des strukturierten Versorgungssystems selbst sind. Diesen Punkt berücksichtigen explizit die Module KQ2 (Konsiliartätigkeit), mit einem festen Kontakt zwischen Haus- und Facharzt, und leichter Erreichbarkeit des Facharztes sowie KQ4 (Fortbildung). Speziell auf Hausärzte zugeschnittene Fortbildungsinhalte, insbesondere zur Erkennung depressiver Störungen (z. B. zu Signalsituationen im Gespräch), erscheinen darüber hinaus sinnvoll.

Ausblick

Der Behandlungspfad muss als lernendes System verstanden werden. Zu seiner Weiterentwicklung ist die Rückkopplung mit den lokalen Akteuren auch über die Konsentierung hinaus erforderlich. Dies schließt eine Pilotphase mit ein, in der Akzeptanz und Leistungsfähigkeit des Behandlungspfads getestet werden, sodass eventueller Änderungsbedarf aufgezeigt wird. Die systematische Auswertung von Pfadverletzungen und von Rückmeldungen zu auftretenden Problemen, die Netzwerkmanager von den Ärzten, Patienten, Pflegern und anderen Beteiligten erhalten, kann kontinuierlich Hinweise auf Implementierungshilfen und Verbesserungspotenziale an einzelnen Stellen des Pfads liefern (Koitka 2010; Steinacher 2008; Salfeld 2006). Trotz sorgfältiger Ausarbeitung des Behandlungspfads führt kein Weg an einer unabhängigen, möglichst als Langzeituntersuchung angelegten Evaluation vorbei (Koitka 2010; Kirchner et al. 2003; Selbmann und Kopp 2005; Salfeld 2006). Dabei sollten sowohl die Ergebnis- als auch die Prozessqualität berücksichtigt werden.

Veränderungen der gesetzlichen oder strukturellen Rahmenbedingungen können zu Anpassungsbedarf führen (Kirschner 2007). Darüber hinaus sollte die regelmäßige Anpassung des Behandlungspfads an den aktuellen Wissensstand gewährleistet sein.

Forschungslücken, die für den Behandlungspfad relevant sind, bestehen bei dem Thema Arbeitsunfähigkeit, d. h. zu den Fragen, wann und unter welchen Bedingungen Krankschreibungen bei Depression indiziert sind und wie eventuelle Entwicklungen hin zu »Teilzeit-Krankschreibungen« in Deutschland verlaufen (Bermejo et al. 2010; Leidig 2005; Mönter 2010).

Abschließend ist darauf hinzuweisen, dass der vorliegende Behandlungspfad zwar auf einen spezifischen Kontext, d. h. auf die Versorgungssituation in den ländlichen Regionen Niedersachsens, und auf die Verwendung in einem Integrierten Versorgungsystem zugeschnitten ist. Er kann und soll jedoch selbstverständlich auch als Vorlage dienen, um Behandlungspfade für andere Versorgungsgebiete und -netze zu entwickeln, wobei dann einzelne Inhalte dem jeweiligen Kontext angepasst werden müssen.

6 Zusammenfassung

Depressionen zählen zu den häufigsten psychischen Erkrankungen. Obwohl es gute evidenzbasierte Behandlungsmöglichkeiten gibt, weist die Versorgungsrealität große Defizite auf. Neben Unter-, Über- und Fehlversorgungen gehen vor allem an den Schnittstellen der beteiligten Akteure Informationen verloren. Eine Möglichkeit zur Verbesserung der ambulanten Versorgung ist die Implementierung von standardisierten und leitlinienorientierten Behandlungspfaden.

Mit diesem Ziel wurde der vorliegende Behandlungspfad entwickelt. Er fokussiert auf die Behandlung von Menschen mit mittleren und schweren Depressionen im ambulanten fachpsychiatrischen Bereich.

Der Behandlungspfad wurde auf der Basis einer umfangreichen wissenschaftlichen Recherche hinsichtlich des Standes der Versorgung depressiv kranker Menschen in Deutschland erstellt. Diese Recherche orientierte sich an der Methodik des Needs Assessments. Dies beinhaltete folgende Schritte: a) Sichtung der nationalen und internationalen Leitlinien, b) Durchführung einer ausführlichen Literatur- und Internetrecherche, c) Befragung von Experten. Der Pfad wurde modular aufgebaut und gliedert sich in die Elemente: Aufnahme, Intervention/ Behandlung, Krisenintervention sowie Kooperation und Qualitätssicherung. Zentrales inhaltliches Element des Pfads ist die Erweiterung der ambulanten fachärztlichen psychiatrischen Versorgung durch aufsuchende, ambulante psychiatrische Krankenpflege und die enge Kooperation zwischen diesen beiden Akteuren. Der auf diese Weise erstellte Behandlungspfad wurde einer Expertenrunde vorgelegt, überarbeitet und erneut mit den Experten konsentiert.

Die Implementierung des Behandlungspfads unterliegt einem Prozess, der v.a. eine Modifizierung der Strukturen, Einstellungen und des Verhaltens der relevanten Akteure impliziert. Um dies zu erreichen, müssen edukative, finanzielle, organisatorische und regulative Anreize berücksichtigt werden.

Der vorliegende Behandlungspfad bietet eine Basis für eine Entwicklung eines gemeinsamen Verständnisses der Erfordernisse und Möglichkeiten interdisziplinärer Versorgungsmodelle zur Behandlung von mittelschwer und schwer depressiv Erkrankten. Er erhebt nicht den Anspruch, ein Rezept für jeden Einzelfall zu sein. Es ist sinnvoll, den vorliegenden Pfad hinsichtlich seiner Anwendung wissenschaftlich zu evaluieren.

Literaturverzeichnis

Abderhalden C, Grieser M, Kozel B, Seifritz E, Rieder P (2005) Wie kann der pflegerische Beitrag zur Einschätzung der Suizidalität systematisiert werden? Bericht über ein Praxisprojekt. Psychiatrische Pflege 3:160–164.

Ärztliches Zentrum für Qualität in der Medizin (2008) Hausärztliche Leitlinie. Hausärztliche Gesprächsführung. Neukirchen. Online verfügbar unter: http://www.aezq.de/mdb/edocs/pdf/schriften¬reihe/schriftenreihe31.pdf/view (Zugriff am 11.05.2011).

Berger M (2004) Die Versorgung psychisch Erkrankter in Deutschland – unter besonderer Berücksichtigung des Faches »Psychiatrie und Psychotherapie«. Nervenarzt 2:195–204.

Bermejo I, Kriston L, Schneider F, Gaebel W, Hegerl U, Berger M, Härter M (2010) Sick leave and depression – determining factors and clinical effect in outpatient care. Psychiatry Research 2–3:68–73.

Bermejo I, Bachmann L, Kriston L, Härter M (2008a) Fachärztliche Depressionsbehandlung – subjektive Wahrnehmung der Versorgungssituation und erlebte Barrieren. Psychiatrische Praxis 8:392–398.

Bermejo I, Friedrich C, Härter M (2008b) Ambulante psychotherapeutische Versorgung depressiver Patienten. Psychotherapeut 4: 260–267.

Bermejo I, Komarahadi F (2007) Instrumente zur Früherkennung und Wirkungsprüfung. In: Härter M, Bermejo I, Niebling W (Hrsg.) Praxismanual Depression. Diagnostik und Therapie erfolgreich umsetzen. Köln: Deutscher Ärzte-Verlag. S. 71–76.

Blume A, Hegerl U (2008) Internetbasierte Kommunikation im Kompetenznetz »Depression, Suizidalität«: Erfahrungen und Chancen. In: Bauer S, Kordy H (Hrsg.) E-Mental-Health. Neue Medien in der psychosozialen Versorgung. Berlin, Heidelberg: Springer. S. 61–72.

Bundesarbeitsgemeinschaft für Rehabilitation (2004) Arbeitshilfe für die stufenweise Wiedereingliederung in den Arbeitsprozess. Heft 8. Online verfügbar unter: http://www.bar-frankfurt.de/upload/Arbeitshilfe_Wiedereingliederung_222.pdf (Zugriff am 07.04.2011).

Bundesärztekammer (BÄK), Kassenärztliche Bundesvereinigung (KBV), Arbeitsgemeinschaft der Wissenschaftlichen Medizinischen Fachgesellschaften (AWMF) (2010) Programm für Nationale VersorgungsLeitlinien. Methoden-Report. 4. Aufl. Online verfügbar unter: http://www.versorgungsleit¬linien.de/methodik/pdf/nvl_methode_4.aufl.pdf (Zugriff am 1.04.2011).

Bundesministerium für Gesundheit (BMG) (2006) Nationales Gesundheitsziel: Depressive Erkrankungen: verhindern, früh erkennen, nachhaltig behandeln. Bericht des Bundesministeriums für Gesundheit anlässlich der Veröffentlichung des sechsten nationalen Gesundheitsziels. Online verfügbar unter: http://www.gesundheitsziele.de//cms/medium/29/Bericht_BMG_2006.pdf (Zugriff am 13.12.2010).

Deutsches Bündnis gegen Depression e.V. & Techniker Krankenkasse (2010) Mehr wissen, gesünder leben. Ein praxisorientierter Leitfaden zur Durchführung psychoedukativer Gruppen zum Thema Depression. Unveröffentlichtes Manual.

Deutsches Netzwerk für Qualitätsentwicklung in der Pflege (DNQP) (Hrsg.) (2009) Expertenstandard Entlassungsmanagement in der Pflege. 1. Aktualisierung. Osnabrück.

DGPPN, BÄK, KBV, AWMF, AkdÄ, BPtK, BApK, DAGSHG, DEGAM, DGPM, DGPs, DGRW (Hrsg.) (2009) S3 – Nationale Versorgungsleitlinie Unipolare Depression. Berlin, Düsseldorf: Springer.

Dick, B.; Sitter, H.; Blau, E.; Lind, N.; Wege-Heuser, E.; Kopp, I. (2006): Behandlungspfade in Psychiatrie und Psychotherapie. Nervenarzt 77 (1): 12–22.

Dykes PC, Wheeler K (Hrsg.) (2002) Critical Pathways – Interdisziplinäre Versorgungspfade. DRG-Management-Instrumente. 1. Aufl. Bern: Hans Huber.

Ekeland AG, Bowes A, Flottorp S (2010) Effectiveness of telemedicine: a systematic review of reviews. International Journal of Medical Informatics 11:736–771.

Faulbaum-Decke W, Thiede H (2006) Rückzugsräume. Ein ambulantes psychiatrisches Behandlungsmodell der integrierten Versorgung in Bremen. Psychosoziale Umschau 2:20–21.

Gaebel W, Menke R (2003) Leitlinienorientierte Patienteninformationen zur Depression – ein Beitrag zur Bereitstellung fachlich fundierter Gesundheitsinformationen für Betroffene und Angehörige. Zeitschrift für ärztliche Fortbildung und Qualitätssicherung Suppl. 4:80–82.

Gemeinsamer Bundesausschuss (2004) Richtlinien des Gemeinsamen Bundesausschusses über die Beurteilung der Arbeitsunfähigkeit und die Maßnahmen zur stufenweisen Wiedereingliederung (Arbeitsunfähigkeits-Richtlinien) nach § 92 Abs. 1 Satz 2 Nr. 7 SGB V. Fassung vom 01.12.2003. Bundesanzeiger 61: 6501.

Gemeinsamer Bundesausschuss (2011) Modellprojekt Verfahren zur verbesserten Versorgungsorientierung am Beispielthema Depression. Berlin. Online verfügbar unter: http://www.g-ba.de/down¬loads/17-98-3016/2011-02-17_Versorgungsorientierung_Bericht.pdf (Zugriff am 17.10.2011).

Gensichen J, von Korff M, Peitz M, Muth C, Burger M, Güthlin C, Torge M, Petersen JJ, Rosemann T, König J, Gerlach FM (2009) Case Management for Depression by Health Care Assistants in Small Primary care practices. Annuals of Internal Medicine 6:369–378.

Gläser J, Laudel G (2004) Experteninterviews und qualitative Inhaltsanalyse. Wiesbaden: VS Verlag für Sozialwissenschaften.

Godemann F, Blittersdorf K, Poschenrieder M, Klimitz H, Hauth I, Gutzmann H (2010) Leitlinienkonformität in der Behandlung schizophrener Patienten. Der Nervenarzt 5:584–593.

Gräfe K, Zipfel S, Herzog W, Löwe B (2004) Screening psychischer Störungen mit dem »Gesundheitsfragebogen für Patienten (PHQ-D)« – Ergebnisse der deutschen Validierungsstudie. Diagnostica 4:171–181.

Guldin B (2008) Rehabilitation hilft – Reha-Fallmanagement ist notwendig. psychoneuro 11/12:532–534.

Hahn S, Sydney E, Kroenke K, Williams JB, Spitzer R (2004) Evaluation of Mental Disorders with the Primary Care Evaluation of Mental Disorders and Patient health Questionnaire. In: Maruish ME (Hrsg.) The use of psychological testing for treatment planning and outcomes assessment. 3. Aufl. Mahwah, N.J: Erlbaum. S. 235–291.

Härter M, Bermejo I, Niebling W (Hrsg.) (2007) Praxismanual Depression. Diagnostik und Therapie erfolgreich umsetzen. Köln: Deutscher Ärzte-Verlag.

Härter M, Klesse C, Bermejo I, Bschor T, Gensichen J, Harfst T, Hautzinger M, Kolada C, Kopp I, Kühner C, Lelgemann M, Matzat J, Meyerrose B, Mundt C, Niebling W, Ollenschläger G, Richter R, Schauenburg H, Schulz H, Weinbrenner S, Schneider F, Berger M (2010) Evidenzbasierte Therapie der Depression. Die S3-Leitlinie unipolare Depression. Nervenarzt 9:1049–1068.

Härtl K, Müller M, Friese K (2006) Wochenbettdepression. Eine häufig spät oder nicht diagnostizierte psychische Erkrankung. Der Gynäkologe 10:813–819.

Herrle J, Kühner C (1994) Depression bewältigen. Ein kognitiv-verhaltenstherapeutisches Gruppenprogramm nach PM Lewinsohn. Weinheim: Psychologie Verlags Union.

Holler G, Dilling H, Grüß U (Hrsg.) (2003) Die Priorität ambulanter Hilfen für psychisch kranke Menschen: Illusion oder Chance. Nachhaltig wirkende Versorgungsmodelle aus einem Vierteljahrhundert Psychiatriereform. Tagungsband der Fachtagung an der Medizinischen Hochschule Hannover, 2./3.12.2003. Online verfügbar unter: http://www.lfbpn.de/docs/Veroeffentlichungen/A%20Patientenorientierte%20Versorgung/A5.pdf (Zugriff am 14.06.2011).

Hommelsen M (2006) Psychisch krank im Job. Was tun? BKK Bundesverband & Familien-Selbsthilfe Psychiatrie (BApK e.V.) (Hrsg.). Bad Honnef.

Jacobi F, Wittchen HU, Hölting C, Höfler M, Pfister H, Müller N, Lieb R (2004) Prevalence, co-morbidity and correlates of mental disoders in the general population: results from the German Health Interview and Examination Survey (GHS). Psychological Medicine 4:597–611.

Kirchner H, Fiene M, Ollenschläger G (2003) Implementierung von Leitlinien. Rehabilitation 2:74–82.

Kirschner S, Witzleb W-C, Eberlein-Gonska M, Krummenauer F, Günther K-P (2007) Klinische Pfade. Der Orthopäde 6:516–522.

Klesse C, Bermejo I, Härter M (2007) Neue Versorgungsmodelle in der Depressionsbehandlung. Nervenarzt Suppl. 3:585–596.

Klinikum der Philipps-Universität Marburg (Hrsg.) Behandlungspfade – Grundlagen, Entwicklung und Anwendung Manual Version 2, (Stand: 13.08.07). Online verfügbar unter: http://calvin.med.uni-marburg.de/stpg/zentr/qualitaetsman/pdf/Manual_V.2.pdf (Zugriff am 23.05.2011).

Koch S, Hillert A, Geissner E (2007) Diagnostische Verfahren zum beruflichen Belastungs- und Bewältigungserleben in der psychosomatischen Rehabilitation. Rehabilitation 2:82–92.

Koitka C (2010) Implementierung und Wirksamkeit Klinischer Behandlungspfade. Dissertation. Westfälische Wilhelms-Universität, Münster. Online verfügbar unter: http://miami.uni-muenster.de/servlets/DerivateServlet/Derivate-5405/diss_koitka.pdf (Zugriff am 07.06.2011).

König HH, Luppa M, Riedel-Heller S (2010) Die Kosten der Depression und die Wirtschaftlichkeit ihrer Behandlung. Psychiatrische Praxis 5:213–215.

Lehmann S, Domdey A, Bramesfeld A (2009) Telefonisches Fall-Management: Ist ein Benefit für die Versorgung depressiver Menschen in Deutschland zu erwarten? Systematische Literaturübersicht. Gesundheitswesen 5:e33–e37.

Leidig S (2005) Stress am Arbeitsplatz, psychische Störungen und Arbeitsunfähigkeit: Eine Katamnese-Studie bei Patienten in der Rehabilitation. Klinische Verhaltensmedizin und Rehabilitation 69: 183–197.

Medizinischer Dienst der Spitzenverbände der Krankenkassen (2004) Anleitung zur sozialmedizinischen Beratung und Begutachtung bei Arbeitsunfähigkeit (ABBA 2004). Online verfügbar unter: http://www.mdk.de/media/pdf/BGA_ABBA_2004.pdf (Zugriff am 07.06.2011).

Mönter N (2010) Wenn Leitlinien auf Versorgungswirklichkeit treffen. Sinn von Leitlinien aus Sicht niedergelassener Psychiater. Nervenarzt 81:1069–1078.

Mönter, N. (2004): Sozialpsychiatrischer Anspruch und nervenärztlicher Praxisalltag – passt das? Psychiatrische Praxis 31 (Suppl. 2): 269–274.

National Institute for Health and Clinical Excellence (2009) Depression: the treatment and management of depression in adults (update). NICE Clinical guideline 90. London: NICE.

Pickel S, Pickel G, Lauth H-J, Jahn D (2009) Methoden der vergleichenden Politik- und Sozialwissenschaften. Wiesbaden: VS Verlag für Sozialwissenschaften.

Pitschel-Walz G, Bäuml J, Kissling W (2003) Psychoedukation Depressionen. Manual zur Leitung von Patienten- und Angehörigengruppen. München: Urban & Fischer.

Pöldiner W (1968) Die Abschätzung der Suizidalität. Bern, Stuttgart, Wien: Hans Huber.

Popken H (2007) Fallmanagement der AOK bei Arbeitsunfähigkeit. In: Badura B, Schellschmidt H, Vetter C (Hrsg.) Fehlzeiten-Report 2006. Berlin, Heidelberg: Springer. S. 173–185.

Reuster T (2006) Effektivität der Ergotherapie im psychiatrischen Krankenhaus. Mit einer Synopse zu Geschichte, Stand und aktueller Entwicklung der psychiatrischen Ergotherapie. Darmstadt: Steinkopff.

Sachverständigenrat zur Begutachtung der Entwicklung im Gesundheitswesen (2002) Gutachten 2000/2001: Bedarfsgerechtigkeit und Wirtschaftlichkeit. Band III.3: Ausgewählte Erkrankungen: Rückenleiden, Krebserkrankungen und depressive Störungen. Baden-Baden: Nomos.

Salfeld R, Hehner S, Wichels R (Hrsg.) (2008) Modernes Krankenhausmanagement. Konzepte und Lösungen. Berlin: Springer. S. 47–97.

Salis L (2008) Die Behandlung depressiver Störungen durch den Allgemeinarzt im Unterschied zu Facharzt. Dissertation. Eberhard-Karls-Universität Tübingen, Tübingen. Online verfügbar unter: http://tobias-lib.uni-tuebingen.de/volltexte/2009/3689/pdf/Dissertation_Lea_Salis.pdf (Zugriff am 14.12.2010).

Sander K, Albus M (2010) Innovative Projekte im Gefolge der Gesundheitsmodernisierungsgesetze: Erfahrungen mit einem Projekt der integrierten Versorgung in der Psychiatrie. Psychiatrische Forschung (Suppl. 1):92–95.

Schaub A, Roth E, Goldmann U (2006) Kognitiv-psychoedukative Therapie zur Bewältigung von Depressionen. Ein Therapiemanual. Göttingen: Hogrefe.

Schene AH, Koeter M, Kikkert MJ, Swinkels JA, McCrone P (2007) Adjuvant occupational therapy for work-related major depression works: randomized trial including economic evaluation. Psychological Medicine 3:351–362.

Schmid R, Spießl H, Vukovich A, Cording C (2003) Belastungen von Angehörigen und ihre Erwartungen an psychiatrische Institutionen. Fortschritte der Neurologie, Psychiatrie 3:118–128.

Scholze P (2008) Selbsthilfegruppen im Fokus: KVB stellt Umfrageergebnisse vor. Bayerisches Ärzteblatt 3:150–152.

Schultz C, Bogenstahl C (2009) Integrierte Versorgung: Netzwerke auf dem Weg in die Zukunft. In: Deutsches Ärzteblatt 18:14–15.

Schwerthöffer D, Wolf F, Pitschel-Walz G, Bäuml J (2011) Verkürzt eine frühzeitige Elektrokrampftherapie bei schweren depressiven Episoden die weitere stationäre Behandlungsdauer? Psychiatrische Praxis 2:77–81.

Selbmann HK, Kopp I (2005) Implementierung von Leitlinien in den Versorgungsalltag. Die Psychiatrie 1:33–38.

Siegfried S (2008) Integrierte Versorgung psychisch Kranker. Erfahrungen im Netzwerk. Psychoneuro 6+7:318–320.

Sikorski C, Luppa M, Riedel-Heller S (2010) Bewertung der Wirksamkeit innovativer Versorgungsansätze zur Depressionsbehandlung. Studie im Auftrag des AOK-Bundesverbandes. Berlin: AOK Bundesverband. Unveröffentlichtes Manuskript.

Stamm K, Salize HJ (2006) Volkswirtschaftliche Konsequenzen. In: Stoppe G, Bramesfeld A, Schwartz FW (Hrsg.) Volkskrankheit Depression? Bestandsaufnahme und Perspektiven. Berlin, Heidelberg: Springer. S. 109–120.

Steckermaier H (2010) Integrierte Versorgung und Managed Care in der Gemeindepsychiatrie – Aufbau eines ambulanten Versorgungsnetzwerkes nach § 140a ff SGB V. Masterarbeit. Hochschule München, München. Online verfügbar unter: http://www.projekteverein.de/8_dokumente/fachartikel/2010_integrierte-versorgung-und-managed-care_steckermaier.pdf (Zugriff am 14.12.2010).

Steffen S, Kalkan R, Völker K, Freyberger H, Janssen B, Ramacher M, Klein HE, Sohla K, Bergk J, Grempler J, Becker T, Puschner B (2011) Entlassungsplanung bei Menschen mit hoher Inanspruchnahme psychiatrischer Versorgung in einer randomisierten kontrollierten Multicenterstudie: Durchführung und Qualität der Intervention. Psychiatrische Praxis 2:69–76.

Steinacher B (2008) Effekte der Implementierung eines Klinischen Behandlungspfades für Psychosen aus dem schizophrenen Formenkreis. Dissertation. Freie Universität Berlin, Berlin. Online verfügbar unter: http://www.diss.fu-berlin.de/diss/servlets/MCRFileNodeServlet/FUDISS_derivate_000000003951/01_bs_diss.pdf;jsessionid=14584C3F51319C0D38FF09318E3FE0BC?hosts= (Zugriff am 07.06.2011).

Stevens A, Gillam S (1998) Needs assessment: from theory to practice. BMJ 316:1448.

Stoppe G (2008) Depressionen im Alter. Bundesgesundheitsblatt-Gesundheitsforschung-Gesundheitsschutz 51:406–410.

Stoppe G, Bramesfeld A, Schwartz FW (Hrsg.) (2006) Volkskrankheit Depression? Bestandsaufnahme und Perspektiven. Berlin, Heidelberg: Springer.

The UK ECT review group (2003) Efficacy and safety of electroconvulsive therapy in depressive disorders: a systematic review and meta-analysis. Lancet 9360: 799–808.

World Health Organization (2001) The World Health Report 2001: Mental Health: New Understanding, New Hope. Geneva. Online verfügbar: http://www.who.int/whr/2001/en/ (Zugriff am 22.06.2011).

Unger H-P (2007) Depression und Arbeitswelt. Psychiatrische Praxis Suppl. 3:256–260.

Wang PS, Simon GE, Avorn J, Azocar F, Ludman EJ, McCulloch J, Petukhova MZ, Kessler RC (2007) Telephone screening, outreach, and care management for depressed workers and impact on clinical and work productivity outcomes: a randomized controlled trial. JAMA 12:1401–1411.

Wirz-Justice A, van den Hoofdakker RH (1999) Sleep deprivation in depression: what do we know, where do we go? Biological Psychiatry 4:445–453.

Robert Koch Institut (Hrsg.) (2010) Depressive Erkrankungen. Gesundheitsberichterstattung des Bundes. Heft 51. Berlin.

Zechert C, Faulbaum-Decke W, Floeth T, Greuél M, Kleinschmidt M, Schädle J (2010) Integrierte Versorgung in der Gemeindepsychiatrie – jetzt! Soziale Psychiatrie 1:4–9.

Anhang

Abkürzungsverzeichnis

A	Aufnahme
APP	Ambulant psychiatrische Pflege/Pflegedienste
FA/FÄ	Facharzt/Fachärzte
HA/HÄ	Hausarzt/Hausärzte
I	Intervention
ICD-10	International Classification of Diseases
IV	Integrierte Versorgung
K	Krisenintervention
KHS	Krankenhaus
KQ	Kooperation und Qualitätssicherung
PHQ-9	Patient Health Questionnaire (Gesundheitsfragebogen für Patienten, Depression)
p-BP	Psychiatrische Bezugspflegekraft
PEI	Psychoedukative Intervention
PT	Psychotherapeut
QI	Qualitätsindikatoren
SpDi	Sozialpsychiatrischer Dienst
p-FA	Psychiatrisch tätiger Facharzt

Suchbegriffe

Alle nachfolgend aufgelisteten Suchbegriffe waren jeweils verknüpft mit »depress*«:

- Hausarzt/ Allgemeinarzt/hausärzt* (01.11.2010)
- Psychiater oder Facharzt für Psychiatrie und Psychotherapie oder Nervenarzt (10.11.2010)
- stationär*/Krankenhaus/Psychosomatische Kliniken für Psychosomatik, psychosomatische Medizin und Psychotherapie (11.11.2010)
- Institutsambulanzen (11.11.2010)
- Ambulant Psychiatrische Pflege (02.12.2010, 15.12.2010)
- Gemeindepsychiatr*/Sozialpsych*/komplementär/Gemeindepflegedienste (15.12.2010)
- Schlafentzug (13.11.2010)
- Lichttherapie (11.11.2010)
- EKT (13.11.2010)
- TMS, VMS (13.11.2010)
- E-Mental-Health/Online-Beratung/Internettherapie/Telemedizin (09.02.2011)
- Sport* (15.11.2010)
- Angehörig* (10.11.2010)
- Psychotherap* AND Versorgung* (01.–02.12.2010)
- Krise* (24.11.2010)
- Nutzerperspektive/Patientenperspektive/Patientenzufriedenheit (14.12.2010)
- Psychoedukat*/Patientenschulung (06.12.2010)
- Rehabilitat* (04.04.2011)/Arbeit (02.05.2011)
- Selbsthilfe (06.12.2010)
- Soziotherapie (07.02.2011)

Gesundheitsfragebogen für Patienten (PHQ-9)[1]

Wie oft fühlten Sie sich im Verlauf der <u>letzten 2 Wochen</u> durch die folgenden Beschwerden beeinträchtigt?	Überhaupt nicht	An einzelnen Tagen	An mehr als der Hälfte der Tage	Beinahe jeden Tag
Wenig Interesse oder Freude an Ihren Tätigkeiten	☐	☐	☐	☐
Niedergeschlagenheit, Schwermut oder Hoffnungslosigkeit	☐	☐	☐	☐
Schwierigkeiten ein- oder durchzuschlafen oder vermehrter Schlaf	☐	☐	☐	☐
Müdigkeit oder Gefühl, keine Energie zu haben	☐	☐	☐	☐
Verminderter Appetit oder übermäßiges Bedürfnis zu essen	☐	☐	☐	☐
Schlechte Meinung von sich selbst; Gefühl, ein Versager zu sein oder die Familie enttäuscht zu haben	☐	☐	☐	☐
Schwierigkeiten, sich auf etwas zu konzentrieren, z.B. beim Zeitunglesen oder Fernsehen	☐	☐	☐	☐
Waren Ihre Bewegungen oder Ihre Sprache so verlangsamt, dass es auch anderen auffallen würde? Oder waren Sie im Gegenteil „zappelig" oder ruhelos und hatten dadurch einen stärkeren Bewegungsdrang als sonst?	☐	☐	☐	☐
Gedanken, dass Sie lieber tot wären oder sich Leid zufügen möchten	☐	☐	☐	☐

Wenn eines oder mehrere dieser Probleme bei Ihnen vorliegen, geben Sie bitte an, wie sehr diese Probleme es Ihnen erschwert haben, Ihre Arbeit zu erledigen, Ihren Haushalt zu regeln oder mit anderen Menschen zurechtzukommen:

Überhaupt nicht erschwert	**Etwas erschwert**	**Relativ stark erschwert**	**Sehr stark erschwert**
☐	☐	☐	☐

Kodierung des PHQ-9: Kriterien einer Major Depression sind erfüllt, wenn 5 oder mehr der 9 Fragen mit mindestens »an mehr als der Hälfte der Tage« beantwortet werden und die Frage 1 oder 2 darunter ist (bitte Frage 9 auch bei der Antwort »an einzelnen Tagen« mitzählen).

1 Deutsche Übersetzung des »Patient Health Questionnaire (PHQ-9)« durch B. Löwe, S. Zipfel und W. Herzog, Medizinische Universitätsklinik Heidelberg. (Englische Originalversion: Spitzer, Kroenke & Williams, 1999) © 2002 Pfizer GmbH

Register

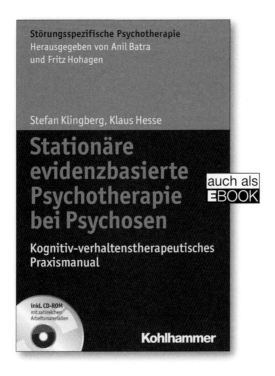

2014. 148 Seiten mit 7 Abb. und 7 Tab.
€ 39,99
ISBN 978-3-17-017616-4
Störungsspezifische Psychotherapie

Stefan Klingberg/Klaus Hesse

Stationäre evidenzbasierte Psychotherapie bei Psychosen

Kognitiv-verhaltenstherapeutisches Praxismanual

Evidenzbasierte Behandlungsleitlinien empfehlen einhellig Kognitive Verhaltenstherapie und Familieninterventionen für die Regelbehandlung von Menschen mit psychotischen Störungen. In der stationären Versorgung ist Psychotherapie bei dieser Patientengruppe jedoch noch zu wenig verbreitet. Dieses Behandlungsmanual gibt Orientierung und konkrete Anleitung, wie ein kognitiv-verhaltenstherapeutisches Behandlungskonzept im stationären Rahmen umzusetzen ist. Dabei wird auf die besonderen Anforderungen an das Behandlungsteam, sowie die Beziehungs- und Motivationsarbeit eingegangen. Anhand vieler Beispiele und Arbeitsmaterialien wird die Gruppen- und Einzelpsychotherapie anschaulich und konkret dargestellt.

Prof. Dr. Stefan Klingberg und **Dr. Klaus Hesse** sind Diplom-Psychologen und Psychologische Psychotherapeuten an der Universitätsklinik für Psychiatrie und Psychotherapie Tübingen. Beide sind seit vielen Jahren mit der Psychotherapie bei Psychosen in Forschung und Patientenversorgung intensiv befasst. Die vielfältigen Erfahrungen aus Supervision und Workshops sind in das Manual eingeflossen.

Leseproben und weitere Informationen unter www.kohlhammer.de

W. Kohlhammer GmbH · 70549 Stuttgart
Fax 0711/7863 - 8430 · vertrieb@kohlhammer.de

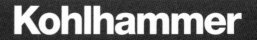